In dieser Reihe sind
bisher erschienen:

Ausdauertraining
Beweglichkeitstraining
Das neue Konditionstraining
Gesundheitstraining
Klettertraining
Krafttraining
Radsporttraining
Schnelligkeitstraining
Sporternährung

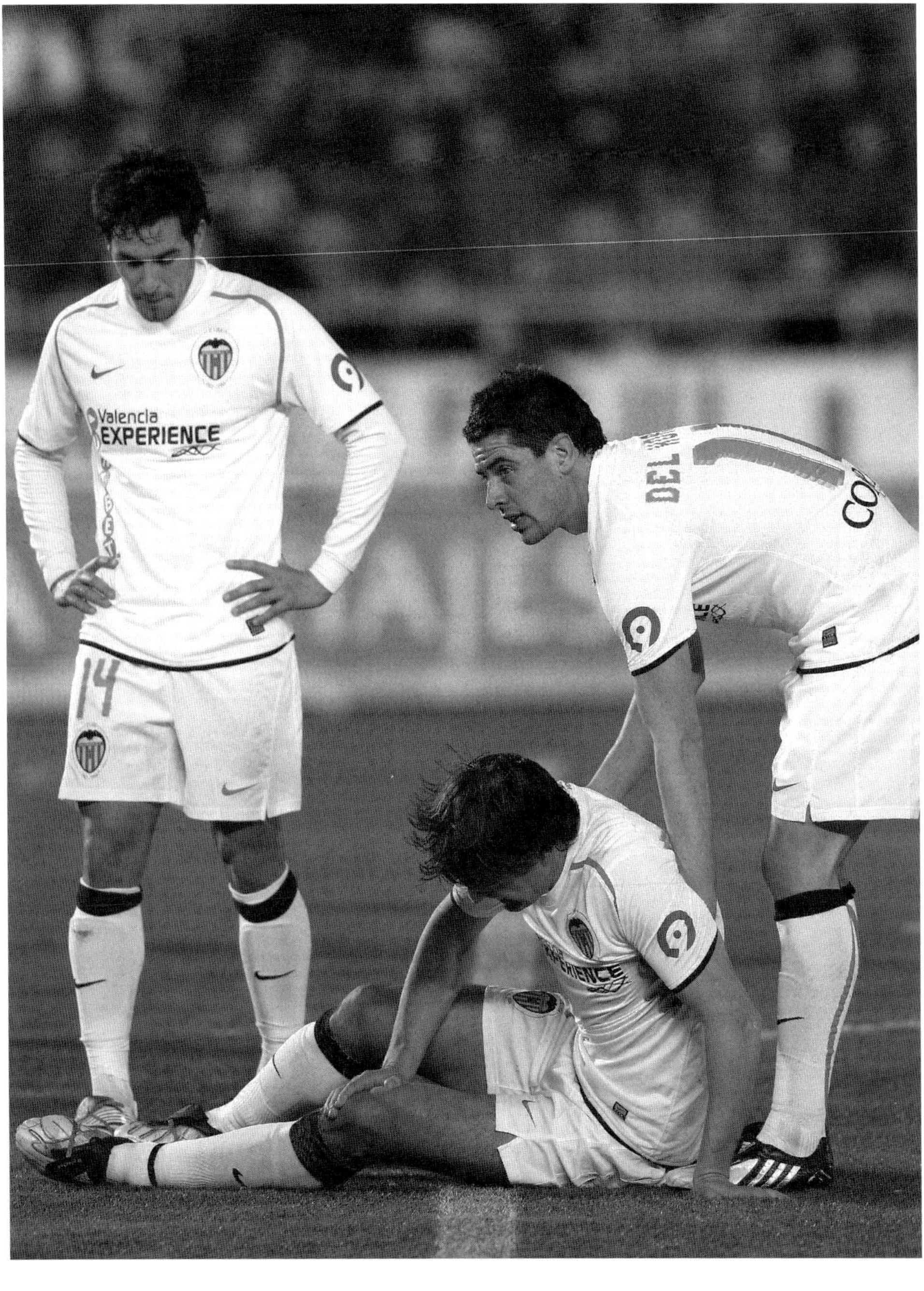
Valencia
EXPERIENCE
14

blv SPORTWISSEN

DR. MED. TOMAS BUCHHORN
DR. MED. PEJMAN ZIAI

Sportverletzungen

> Sicher erkennen
> Richtig handeln

Bibliographische Information der Deutschen Bibliothek

Die Deutsche Bibliothek verzeichnet diese Publikation in der Deutschen Nationalbibliographie; detaillierte bibliographische Daten sind im Internet über http://dnb.ddb.de abrufbar.

BLV Buchverlag GmbH & Co. KG,
80797 München

Bildnachweis
Foto S. 2: Jaime Reina/Getty Images
Umschlagfoto: George Doyle/Getty Images
Grafiken: Jörg Mair

Lektorat: Manuela Stern, Christa Klus-Neufanger
Herstellung: Rosemarie Schmid
Layout und Satz: Uhl + Massopust, Aalen

Gedruckt auf chlorfrei gebleichtem Papier

Printed in Germany
ISBN 978-3-8354-0426-7

Hinweis
Das vorliegende Buch wurde sorgfältig erarbeitet. Dennoch erfolgen alle Angaben ohne Gewähr. Weder Autoren noch Verlag können für eventuelle Nachteile oder Schäden, die aus den im Buch vorgestellten Informationen resultieren, eine Haftung übernehmen.

Warum Erste Hilfe so wichtig ist

Sportlich sein, in Bewegung bleiben und sich fit fühlen – immer mehr Menschen in Deutschland sind körperlich aktiv. Weit mehr als 40 Millionen Kinder und Erwachsene treiben Sport in Fitnessstudios und Sportvereinen, beim Betriebssport oder in Freizeitgruppen, im Schulsport oder Turnverein. Es wird Fußball und Volleyball gespielt, gejoggt und gewalkt, Yoga gelernt und Tai Chi praktiziert, geboxt und geturnt. Wer sich sportlich betätigt, bleibt geistig und körperlich gesund, hält Leib und Seele in Einklang und beugt zahlreichen Erkrankungen vor. Sport macht Spaß und ist für viele Menschen wichtiger Bestandteil der Freizeitgestaltung. Auch im Leistungssport sehen sich Athleten immer anspruchsvolleren sportlichen Herausforderungen gegenüber, um erfolgreich im Wettkampf gegen die Konkurrenz zu bestehen.

Steigende Zahl an Sportunfällen

Mit der Zahl sportlich aktiver Menschen steigt aber auch die Zahl der Sportunfälle. Jedes Jahr verletzen sich in Deutschland allein 1,25 Millionen Hobbysportler so schwer, dass sie ärztlich versorgt werden müssen. Mangelhafte motorische und koordinative Fähigkeiten bereits im Kindesalter sind weitverbreitet, die bis ins Erwachsenenalter hinein zu einer erhöhten Verletzungsanfälligkeit führen. Aber auch Menschen in gutem Trainingszustand sind vor Sportverletzungen nicht gefeit. Diese können Folge von Unfällen sein oder entstehen durch falsches und unsachgemäßes Training. Sie treffen Triathleten und Hobby-Jogger, Leistungsschwimmer, Bergsteiger und Freizeitsportler, deren Muskeln, Sehnen oder Gelenke bestimmten Belastungen nicht mehr standhalten.

Erste Hilfe ist Pflicht

Warum auch immer es zu einer körperlichen Beeinträchtigung kommt; ist ein Mensch verletzt oder in gemeiner Gefahr oder Not, muss schnelle Hilfe geleistet werden. In Deutschland ist dies sogar gesetzliche Pflicht. § 323c des Strafgesetzbuchs hält die Pflicht jedes Menschen zur Ersten Hilfe fest, sofern ihm die Hilfeleistung den Umständen nach zuzumuten ist, er durch die Hilfeleistung nicht andere wichtige Pflichten verletzt und sich durch die Hilfeleistung nicht selbst in Gefahr bringen muss.
Wer sich mit der Erstversorgung von Sportverletzungen auskennt, kommt also nicht nur seiner Pflicht nach, sondern erspart dem Verletzten möglicherweise weitreichende Schäden. Um eine optimale Betreuung im Fall einer akuten Verletzung zu gewährleisten, sind spezifische Fachkenntnisse über eine angemessene Erstversorgung, am besten erworben im Rahmen einer entsprechenden Erste-Hilfe-Ausbildung, unerlässlich. Besonders die ersten Minuten nach einer Sportverletzung sind entscheidend für eine zügige Heilung und ein rasches Comeback und bereiten eine mögliche Anschlussbehandlung durch den Arzt oder das medizinisch ausge-

bildete Fachpersonal optimal vor. Nur so können die Genesung des Sportlers und seine dauerhafte Leistungsfähigkeit gesichert und die Fehlinterpretation von Akutereignissen ausgeschlossen werden, die im schlimmsten Fall zu einer Chronifizierung von primar harmlosen und leicht therapierbaren Erkrankungen führt; mit gravierenden Folgen für den Sportler und seine weitere aktive Laufbahn.

Die richtigen Maßnahmen helfen, Schlimmeres zu vermeiden
Eine genaue Erstuntersuchung auf der Basis von anatomischen Kenntnissen, eine ausreichende Ruhigstellung und Entlastung in der ersten Phase des Geschehens sowie eine adäquate Kühlung der Haut in der verletzten Region zur Schmerzlinderung und Vermeidung der Schwellungszunahme sind unerlässliche Maßnahmen, die jeder Betreuer, Sportlehrer, Leistungssportler, Gruppenbetreuer oder aktive Sportler beherrschen sollte.

Zusatzausbildung ratsam

Um die Selbstsicherheit im Akutfall zu erhöhen und die Handlungsfähigkeit vor Ort zu vergrößern, empfehlen wir in diesem Zusammenhang eine zusätzliche Ausbildung zum Sanitäter mit dem sogenannten San-A- und San-B-Schein. Die Ausbildung lässt sich in der Regel an vier bis acht Wochenenden absolvieren und wird von den regionalen Verbänden des DRK (Deutsches Rotes Kreuz) angeboten. Nur wer Kenntnisse über eine adäquate Notfallversorgung und Erste-Hilfe-Maßnahmen besitzt, kann im Ernstfall Leben retten oder den Sportler zumindest vor irreparablen Schäden bewahren.

1 Allgemeines über Verletzungen im Sport

Sportverletzung/Sportschaden

Definitiv muss zwischen den Begriffen »Sportschaden« und (traumabedingter) »Sportverletzung« unterschieden werden:

Sportschaden

Unter einem **Sportschaden** versteht man einen körperlichen Schaden, der durch jahrelange Überlastung oder Fehlbelastung bestimmter Körperregionen entstanden ist. Unterschiedliche Faktoren können dabei eine Rolle spielen:

- **Intrinsische Faktoren** (körpereigene Mängel) wie Achsenfehlstellung der Beine (z. B. X- oder O-Beine), krumme Wirbelsäule, mangelhaft ausgebildetes Fußgewölbe oder angeborene Bandlaxität (»Bänderschwäche«) führen bei fehlender ärztlicher oder therapeutischer Korrektur zur Überlastung und mittel- oder langfristig zum Sportschaden.
- **Extrinsische Faktoren** (äußere Ursachen) wären z. B. falsches Schuhwerk, ungeeigneter Belag, unpassende Ausrüstung, aber auch falsche Trainingsmethoden oder Technik.
- In diesem Zusammenhang ist die **Ursache-Folge-Kette** hervorzuheben, die auf Seite 134 f. ausführlich besprochen wird. Gemeint ist damit die Manifestation von Beschwerden in einer bestimmten Körperregion, wobei die auslösende Ursache des Beschwerdebilds am anderen Ende der Kette lokalisiert ist (z. B. Wirbelsäulenschmerz bei Bandinstabilität im Sprunggelenk).

Sportverletzung

Unter einer **Sportverletzung** versteht man einen Schaden, der durch äußere Gewalteinwirkung entsteht. Knochenbrüche, Bandverletzungen und Weichteilschäden sind als mögliche Folge der Sportausübung bekannt und gefürchtet. Oft wird jedoch die Tatsache vernachlässigt, dass auch hinter einer Sportverletzung der Sportschaden im Sinne eines **Überlastungssyndroms** stecken kann (z. B. Ermüdungsbruch des Unterschenkelknochens). Die rasante Entwicklung in den verschiedenen Sportarten und immer höhere Ansprüche an die Sportler führen dazu, dass neben der technischen Verbesserung von Sportgeräten und -materialien der körperliche Einsatz im Training und im Spiel eine immer wichtigere Rolle spielt.

Merke
Sportverletzung und Sportschaden sind zwei unterschiedliche Dinge. Eine Sportverletzung wird durch äußere Gewalteinwirkung verursacht, unter einem Sportschaden versteht man den Verschleiß von Gewebe und Gelenken durch jahrelange Überlastung.

Traumata

Verschiedene Traumata

Mit dem Begriff **Sporttrauma** bezeichnet man einen durch äußere (mechanische) Einwirkung akut entstandenen körperlichen Schaden mit Gewebezerstörung und entsprechendem Funktionsausfall.

Ein **schweres Trauma** liegt dann vor, wenn die Gewebezerstörung lebenswichtige Organe betrifft und/oder eine gravierende Defektheilung mit schweren Funktionseinbußen zu erwarten ist.

Der Ausdruck **Polytrauma** bezeichnet ein Krankheitsbild mit mehrfachen Verletzungen mit definiertem Schweregrad sowie damit einhergehenden körperlichen Reaktionen, die zur Funktionslosigkeit oder zum Versagen von primär nicht verletzten Organen führen.

Als **Schock** wird die kritische Verminderung der Sauerstoffzufuhr als Folge eines Versagens der Mikrodurchblutung bzw. ein anhaltendes Ungleichgewicht zwischen Sauerstoffbedarf und Sauerstoffzufuhr (= ungleichmäßiger Sauerstoffumsatz) bezeichnet. Diese Entwicklung führt zu einer nicht ausreichenden Organdurchblutung und damit zum Zelltod.

Im Rahmen eines **akuten Blutverlusts** (sogenannter hämorrhagischer Schock) kommt es zur **Zentralisation**. Darunter versteht man eine vermehrte Zufuhr des Blutes zu den wichtigsten Organen (Gehirn, Herz und Nieren). Diese Zentralisation geht auf Kosten einer schlechteren Durchblutung von Haut, Muskulatur sowie Armen und Beinen.

Charakteristika des akuten Blutverlusts

- Unruhe
- Angst
- Verwirrtheit
- Kalte Hände und Füße
- Kaltschweißigkeit
- Verminderte oder fehlende Urinproduktion

Zeitliche Phasenabfolge

Akutphase

Die aktue Phase

Die Akutphase, zu der der Zeitraum vom ersten Auftreten eines Symptoms bis zu 48 Stunden danach gerechnet wird, unterteilt sich in Ebb- und Flow-Phase.

Ebb-Phase: Sie setzt wenige Stunden nach dem Unfallgeschehen ein und hält einige Stunden an. Sie ist charakterisiert durch ein Absinken der Körpertemperatur (Hypothermie) sowie eine Abnahme des Sauerstoffverbrauchs als körpereigener Schutzmechanismus.

Flow-Phase: Hier erfolgt der Versuch des Organismus, den einsetzenden Schockzustand zu beherrschen, indem der Stoffwechsel erhöht und das Immunsystem angeregt wird. In dieser Phase ist eine deutlich angeregte Kreislaufsituation erforderlich, die nur mit Hilfe einer erhöhten Sauerstoffverfügbarkeit möglich ist (Sauerstoffmaske, künstliche Beatmung).

Die psychischen und physischen Reizmomente bei einer Verletzung (Angst, Schmerz, Stress, Überwärmung, Schock) können zu einem bis zu 100 Prozent erhöhten Kalorienbedarf im Vergleich zum Ruhezustand bei einem gesunden Menschen führen.

Charakteristika der Akutphase

- Erniedrigte Körpertemperatur (Hypothermie)
- Absinken der Insulinkonzentration und damit Anstieg des Blutzuckers (»traumatischer Diabetes«)

Subakutphase

Zur Subakutphase wird der Zeitraum von Tagen bis Wochen nach der Verletzung gerechnet, in dem die Regeneration und Erholung des Körpers erfolgen.

Die subakute Phase

Charakteristika der Subakutphase

- Erhöhte Körpertemperatur (Hyperthermie)
- Erhöhter Blutzucker (Hyperglykämie) durch Absinken des Insulinspiegels (»traumatischer Diabetes«)
- Erhöhung der Hormonproduktion, vor allem der Katecholamine Adrenalin und Noradrenalin sowie der Stresshormone Kortisol und Glukagon (damit wird der Stoffwechsel angekurbelt, um die Rehabilitationszeit zu verkürzen)
- In der weiteren Folge Normalisierung der Insulinproduktion und damit des Blutzuckers

Erste Hilfe

Sportmedizinisch relevante Notfälle

Notfälle im Sport

- Akute Querschnittlähmung bei Verletzungen der Wirbelsäule
- SHT (Schädel-Hirn-Trauma), stumpf oder offen
- Verletzungsbedingte dauerhafte Bewusstlosigkeit
- Epileptischer Anfall
- Schmerzen hinter dem Brustbein oder des linksseitigen knöchernen Brustkorbs mit oder ohne Ausstrahlung in den linken Arm
- Verletzungen des Augapfels und seiner Umgebung (z. B. Blow-out-Bruch)
- Gelockerte Zähne
- Knochenbrüche und Gelenkverrenkungen mit oder ohne Gefäß-Nerven-Beteiligung
- Offene Brüche
- Akute Wachstumsfugenlösung des Oberschenkelkopfs bei Jugendlichen
- Logensyndrome (Tunnel- oder Kompartmentsyndrom) durch einen erhöhten Gewebedruck bei geschlossenem Haut- und Weichteilmantel, der zu einer Verminderung der Gewebedurchblutung und damit zu neuromuskulären Störungen, Gewebe- und Organschädigungen führen kann (Fortsetzung Seite 12)

- Lungenkollaps (Pneumothorax)
- Beckenbruch oder Beckenverrenkung
- Stumpfe und offene Bauchverletzung (hier insbesondere bei Milzriss)
- Nasenbeinbrüche mit deutlicher Eindrückung (Impression) des Nasenbeins

Die Erste-Hilfe-Maßnahmen entsprechen im Akutfall den internationalen Vorgaben und sind von Personen, die eine betreuende Funktion im Sport besetzen, in Kursen zu erlernen. Prinzipiell gilt: Der Patient muss bis zum Eintritt des Arztes oder des Sanitäters optimal gelagert und nach Möglichkeit durch einen Ersthelfer oder eine mit Erste-Hilfe-Maßnahmen vertraute Person »stabilisiert« (Erhalt der lebenswichtigen Körperfunktionen) werden.

Drei wichtige Schritte

Dabei gilt es, drei grundlegende Schritte zu befolgen:
- Freihalten der Atemwege
- Stabile Seitenlage
- Herzmassage und Mund-zu-Mund-Beatmung bei Bedarf

Freihalten der Atemwege

Fremdkörperentfernung

Zuerst muss sichergestellt werden, dass sich kein Fremdkörper im Mund oder im Bereich der oberen Atemwege befindet. Bei Verdacht sollte der **Esmarch-Handgriff** angewandt werden. Hierbei wird der Unterkiefer des auf dem Rücken liegenden Patienten angehoben und nach vorn gezogen. Dadurch hebt sich der Zungengrund, und der Mund öffnet sich.

Vorgehensweise beim Esmarch-Handgriff
- Der Patient liegt auf dem Rücken, Sie stehen zweckmäßigerweise am Kopf des Patienten.
- Legen Sie jeweils zwei Finger Ihrer rechten und linken Hand in die Kieferwinkel des Patienten, während die Daumen auf seinem Kinn platziert werden. Die verbleibenden Finger liegen an seinem Unterkiefer.
- Nun wird der Unterkiefer nach oben gezogen (in Richtung Zimmerdecke). Gleichzeitig wird der Mund des Patienten geöffnet, indem der Unterkiefer mit beiden Daumen in Richtung Bauch des Patienten geschoben wird. Der Mund ist jetzt offen. Mit den beiden Zeigefingern einer Hand wird nun die Mundhöhle nach dem Fremdkörper abgesucht.

Ist die Mundhöhle frei, besteht aber der dringende Verdacht, dass sich der Fremdkörper tiefer in den oberen Atemwegen oder in der Speiseröhre (die ausgeweitete Speiseröhre kann dann die Luftröhre stark einengen) befindet, sollten Sie Folgendes versuchen:

Vorgehensweise zur Fremdkörperentfernung
- Der Patient soll seinen Oberkörper vornüberbeugen; gegebenenfalls beugen Sie seinen Oberkörper vor.

- Mit ein paar kräftigen Schlägen zwischen die Schulterblätter bringen Sie den Betroffenen nun zum Husten, sodass der Fremdkörper – im Idealfall – nach oben gebracht wird.

Wenn ein Atemstillstand eintritt, müssen Sie umgehend die Beatmung versuchen (siehe Seite 15) und natürlich umgehend den Rettungsdienst verständigen lassen.

Bleiben die Schläge zwischen die Schulterblätter erfolglos, kann das **Heimlich-Manöver** zur Anwendung kommen.

Vorgehensweise beim Heimlich-Manöver
Beim stehenden oder sitzenden Patienten

- Sie stehen hinter dem Patienten und schlingen Ihre Arme um ihn.
- Legen Sie Ihre Hände zwischen Nabel und unterer Brustbeinspitze übereinander, und üben Sie 3- bis 4-mal ruckartig Druck auf den Oberbauch aus. Dies verursacht eine kurze Druckerhöhung im Brustkorb, die möglicherweise den festsitzenden Fremdkörper lösen und Richtung Mund-Rachen-Raum befördern kann.

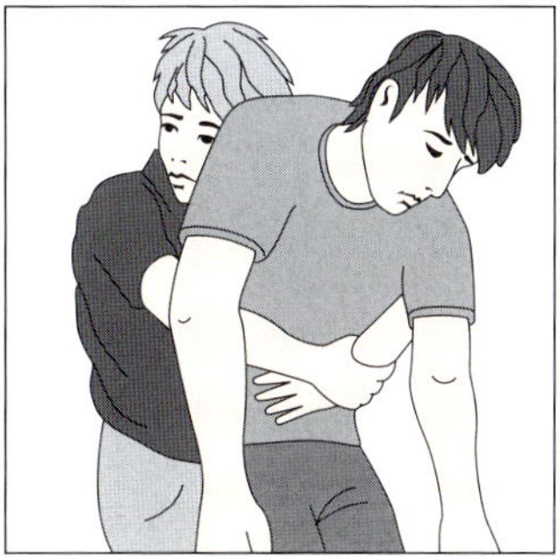

Das Heimlich-Manöver zur Fremdkörperentfernung

Achtung
Wegen der Gefahr, innere Organe (wie Magen, Leber, Milz und auch die Aorta) zu verletzen und Mageninhalt hochzudrücken, sollte das Heimlich-Manöver nur als letzter Versuch und auch nur von sehr gut ausgebildeten Ersthelfern ausgeführt werden.

Beim liegenden Patienten

- Ist bzw. wird der Patient bewusstlos, führen Sie das Heimlich-Manöver liegend an ihm durch. Legen Sie dazu den Patienten auf den Rücken und knien Sie sich mittig über ihn.
- Legen Sie Ihre Hände auf den Oberbauch zwischen unteres Brustbeinende und Nabel und drücken Sie mehrmals rhythmisch von der Oberbauchseite gegen das Zwerchfell. Dadurch wird im Idealfall der Fremdkörper hinausgeschleudert.
- Löst sich dieser und bleibt im sichtbaren Mundbereich stecken, sollte er rasch mit dem oben beschriebenen Esmarch-Handgriff geborgen werden.

Stabile Seitenlage

Ist beim bewusstlosen Patienten der Verdacht auf einen Fremdkörper ausgeschlossen, sollte er bei selbstständiger Atmung und normalem Herzschlag in die stabile Seitenlage gebracht werden. Dadurch wird eine Aspiration (Übertritt von erbrochenem Mageninhalt in die Lunge) verhindert.

Vorgehensweise

- Knien Sie sich neben dem Bewusstlosen, dessen Beine ausgestreckt sind, hin.
- Legen Sie den nahe liegenden Arm angewinkelt nach oben, der Handrücken liegt dabei am Boden.
- Umgreifen Sie das Handgelenk des entfernten Arms des Patienten, kreuzen Sie diesen Arm vor seiner Brust und legen Sie den Handrücken des Patienten an dessen (nahe) Wange. Halten Sie die Hand weiter fest.
- Greifen Sie nun an den entfernt liegenden Oberschenkel und beugen Sie das Bein des Patienten.
- Ziehen Sie den Verletzten mit Schwung zu sich herüber. Der Verletzte liegt nun auf der Seite mit dem Gesicht zu Ihnen.
- Legen Sie nun das oben liegende Bein so hin, dass Oberschenkel und Hüfte einen 90-Grad-Winkel bilden.
- Überstrecken Sie den Hals (mit beiden Händen sanft, aber beherzt im Nacken nach hinten beugen), damit die Atemwege frei sind, und öffnen Sie den Mund des Patienten leicht, damit eventuell Erbrochenes abfließen kann. Platzieren Sie die an der Wange liegende Hand so, dass der Hals überstreckt bleibt.

Weitere Maßnahmen

Ist keine Spontanatmung oder Herzaktion vorhanden, muss eine **Herz-Lungen-Wiederbelebung** den Sauerstofftransport zu den Organen bis zum Eintreffen des Fachpersonals sicherstellen.
Herzdruckmassage und Beatmung erfolgen beim erwachsenen Menschen im steten Wechsel von 30-mal Massage und zweimal Beatmung.

Die Herzdruckmassage

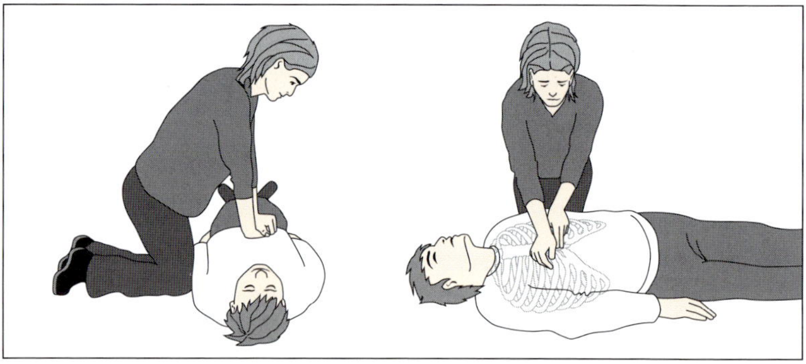

Herzdruckmassage

Knien Sie sich dazu in Höhe des Brustkorbs neben den Kopf des Verletzten und legen den Ballen einer Hand auf das untere Drittel des Brustbeins (= in die Mitte des Brustkorbs). Der Daumenballen der zweiten Hand wird unterstützend auf die erste Hand gelegt und fixiert.
Richten Sie Ihren Oberkörper so auf, dass Ihre Arme einen 90-Grad-Winkel zur Horizontalebene bilden, Ihre Arme sollten gestreckt sein. Drücken Sie den Brustkorb

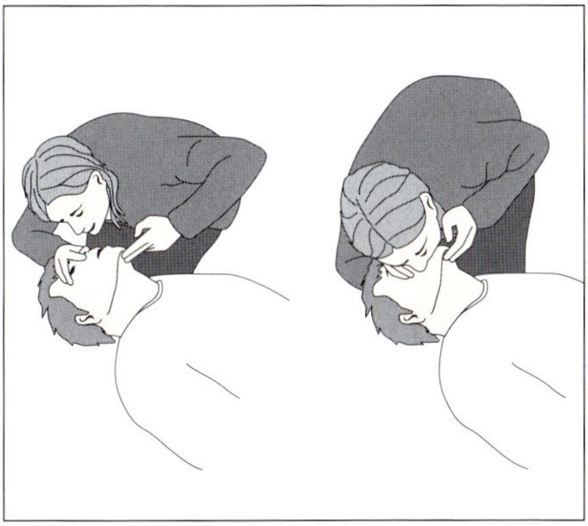

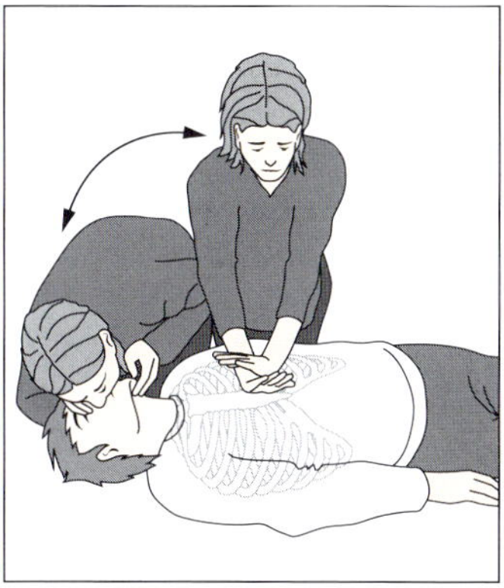

Links: Mund-zu-Mund-Beatmung
Rechts: Beatmung und Herzdruckmassage im Wechsel

durch Gewichtsverlagerung des eigenen Oberkörpers 30-mal ca. 4–5 cm tief ein; dabei sollten Druck- und Entlastungsdauer gleich sein.

Mund-zu-Mund-Beatmung
Neigen Sie den Kopf des Verletzten nach hinten und heben Sie gleichzeitig das Kinn an, um die Atemwege freizumachen. Verschließen Sie mit Daumen und Zeigefinger der an der Stirn liegenden Hand den weichen Teil der Nase und öffnen Sie den Mund des Betroffenen bei weiterhin angehobenem Kinn. Atmen Sie normal ein und legen Sie Ihre Lippen dicht um den Mund des Betroffenen. Blasen Sie Luft über einen Zeitraum von einer Sekunde gleichmäßig in den Mund des Betroffenen, sodass sich der Brustkorb sichtbar hebt. Behalten Sie die Kopflage des Betroffenen bei, drehen Sie Ihren eigenen Kopf zur Seite, atmen Sie erneut ein und achten Sie darauf, dass sich der Brustkorb des Betroffenen wieder senkt. Der Beatmungsrhythmus bei Erwachsenen beträgt 10- bis 15-mal pro Minute. Sobald die Atmung wieder einsetzt, muss der Verletzte in die stabile Seitenlage gebracht werden.

Wichtig
Für Säuglinge und Kleinkinder galten bisher ganz besondere Richtlinien für die Herz-Lungen-Wiederbelebungsmaßnahmen, die dem altersbedingten Atemrhythmus, dem Atemvolumen und der entsprechenden Herzfrequenz sowie der körperlichen Beschaffenheit eines Kleinkinds/Säuglings angepasst werden mussten. Zur Vereinfachung der Durchführung sind jetzt diese Richtlinien, was den Druckpunkt zur Herzdruckmassage sowie die Anzahl von Druckmassage und Beatmung angeht, für Säuglinge, Kleinkinder, Schulkinder und Erwachsene gleich. Die Praxis hat gezeigt, dass dies für den Notfall praktikabler und damit effektiver ist: Der Druckpunkt zur Herzdruckmassage liegt im unteren Drittel des Brustbeins (= Mitte des Brustkorbs). Die Herzdruckmassage wird 30-mal (Arbeitsfrequenz 100 pro Minute) im Wechsel mit zweimal Beatmen durchgeführt. Der einzige Unterschied: Bei (Schul-)Kindern erfolgt die Druckmassage nur mit einer Hand, bei Säuglingen mit zwei Fingerkuppen.

Erstversorgung

Unter der Erstversorgung versteht man die vorübergehende oder endgültige Versorgung einer Verletzung innerhalb der ersten sechs Stunden nach Verletzungseintritt. Die vorübergehende (provisorische) Versorgung einer Verletzung durch den Ersthelfer dient der Stabilisierung nach dem Akutereignis bis zum Eintreffen des Fachpersonals bzw. bis zur endgültigen Erstversorgung der erlittenen Verletzung durch einen Arzt.

Erstversorgung innerhalb der ersten sechs Stunden

Die endgültige Erstversorgung sollte innerhalb der ersten sechs Stunden nach Verletzungsereignis (bei Defekten der Haut und der darunter gelegenen Strukturen) erfolgen, da die große Keimbesiedelung nach Ablauf dieser Frist – im Fall eines Defektverschlusses durch den Arzt – mit einer erhöhten Gefahr der Wundheilungsstörung bzw. des Wundinfekts einhergehen könnte. Dies gilt auch für große Blutergüsse und Unterhautschwellungen nach Knochenbrüchen oder Weichteilverletzungen, da ein Bluterguss einen idealen Nährboden für Keime darstellt und die Eröffnung der Haut bis zur Definitivversorgung durch den Arzt mit einer erhöhten Infektionsgefahr einhergeht.

Ausrüstung für den Notfall

Um eine Erstversorgung vor Ort leisten zu können, ist eine Notfallausrüstung erforderlich.
Der Erste-Hilfe-Koffer in Sportzentren, Schulen oder Fitnessstudios sollte mindestens die mit einem Stern * gekennzeichneten Gegenstände enthalten.

Inhalt eines Notfallkoffers

Notfallkoffer

- * Sterile Einmalhandschuhe
- * Verbandsmaterial (sterile Kompressen oder selbst haftende sterile Verbände), elastische Binden
- Sterile Pinzette
- * Mittel zur Wunddesinfektion (Lösungen mit Wundalkohol oder Betaisodona-Lösung in flüssiger Form)
- * Cool Packs oder Kältespray zur Abschwellung (Vorsicht! Nicht für offene Verletzungen verwenden, da die extreme Kälte im Unterhautgewebe zu irreversiblen Gewebeschäden führen könnte)
- Stabilisierende Verbände (siehe Kapitel »Verbände«, Seite 20 ff.)
- Weiche Halskrause in zwei bis drei Durchschnittsgrößen bei Verdacht auf Verletzung der Halswirbelsäule
- * Sterile Schere
- * Wärmende Decke
- Durchsichtige Klebefolie (bei großen Weichteildefekten mit Verletzung von Gefäßen oder offenen Knochenbrüchen)
- Automatisches Blutdruckmessgerät
- Flexible (verformbare) Schienen zur stabilen Lagerung für den Transport bei Gelenkverrenkung oder Knochenbrüchen

Das Schlüsselwort: PECH
Schmerzen müssen immer ernst genommen werden. PECH ist das Schlüsselwort, an das man denken sollte, wenn es einen »erwischt« hat oder man helfend eingreifend möchte. Mit PECH ist das richtige Verhalten dann sozusagen vorprogrammiert.

P wie Pause
Der Begriff weist auf die Notwendigkeit einer Schonhaltung nach Eintreten der Verletzung hin. Eine anhaltende Belastung nach Verletzungseinritt kann zur Verschlechterung der Gesamtsituation (z. B. Verschiebung eines primär unverschobenen Bruches, Zunahme der Einblutung in das Gewebe) und damit zur ungünstigen Beeinflussung der Ausgangssituation führen.

PECH = das richtige Verhalten

E wie Eis
Eine lokale Kältetherapie wirkt einerseits schmerzlindernd und soll andererseits durch die Verengung der Gefäße einer Schwellung vorbeugen (siehe Kapitel »Kältetherapie«, Seite 18).

C wie Compression (= Druck)
Damit ist ein Kompressionsverband zur Unterbrechung einer Blutung in der verletzten Region gemeint. Achten Sie hierbei auf eine Balance zwischen notwendigem Druck und ausreichender Durchblutung der komprimierten Strukturen.

H wie Hochlagerung
Die Hochlagerung unterstützt den Rücktransport des Blutes zum Herzen und beugt der Schwellungszunahme vor.

Durchblutung, Motorik und Sensibilität (DMS)

Die Überprüfung von Durchblutung, Motorik und Sensibilität ist einer der Kernpunkte der Erstversorgung am Unfallort, um eine Verlaufskontrolle, insbesondere bei Verschlechterung des Befundes, zu ermöglichen.

DMS

Durchblutung: Die Überprüfung der Durchblutung gibt einen Hinweis auf mögliche Gefäßverletzungen. Eine intakte Durchblutung zeigt sich bei unauffälligem Pulsstatus (alle großen Arterien unterhalb des verletzten Areals pulsieren regelrecht). Darüber hinaus erscheint die Haut im Verletzungsgebiet und darunter rosig und warm.

Motorik: Die Überprüfung der Beweglichkeit gibt einen Anhaltspunkt über mögliche Schäden an Muskeln oder Muskelgruppen.

Sensibilität: Eine Sensibilitätsstörung zeigt sich in Form von »Kribbeln« oder »Ameisenlaufen« in einem Hautareal um oder unterhalb der verletzten Region und könnte ein Indiz für einen erlittenen Nervenschaden darstellen.

Die Kältetherapie (Kryotherapie) und ihre Bedeutung im Akutstadium

Die Erwartungen an die Wirkung von kühlenden Maßnahmen einer Verletzung sind groß. Aus diesem Grund sollte auf die mit wenigen Ausnahmen konsequente Durchführung der Kältetherapie großen Wert gelegt werden.
Durch den Kältereiz, der auf die Haut einwirkt, verengen sich die Blutgefäße in und unterhalb der Haut. Damit wird der Zustrom von Blut zur verletzten Körperregion vermindert und als Folge die Schwellneigung verringert. Die Kombination der Kältetherapie mit einer Hochlagerung der betroffenen Körperregion wird im praktischen Alltag als standardisiertes Verfahren empfohlen bei der Akutverletzung ohne Eröffnung der Haut (zur Vermeidung von Kälteschäden im Unterhautgewebe).

Zubehör

Behandlung mit Kälte

Die Kühlung der verletzten Körperregion kann auf unterschiedlicher Art und Weise erfolgen und sollte immer mindestens 20 Minuten dauern.
Sowohl **Cold Packs** mit integrierter Stoffummantelung als auch einfache, **mit Eis gefüllte Plastiktüten** führen zum gleichen Ergebnis. Berücksichtigen Sie, dass kein unmittelbarer Kontakt zwischen dem Eis und der Haut entstehen darf, um eventuelle Gefrier- bzw. Gewebeschäden zu vermeiden.
Die Kühlung durch **Eiswasser** mit einer Temperatur von ca. 0 °C scheint die besten Ergebnisse zu erzielen. Dies wird u. a. auf die gleichmäßige Kühlung der Gesamtregion zurückgeführt.
Ruhigstellungsschienen mit integrierter Kühlung bringen einige Vorteile mit sich sowohl im Unfall- als auch im postoperativen Bereich.
In die Hand von erfahrenen Personen gehört das **Eisspray**, da es zu lokalen Erfrierungen führen kann. Bei der Anwendung des Eissprays sollte darauf geachtet werden, dass ein Kontakt mit Körperschleimhäuten wie Augen, Mund, Genitalregion oder offenen Körperstellen unter allen Umständen vermieden wird.

Auch wenn neue Studien aus dem angloamerikanischen Raum den Effekt der Kältetherapie für überbewertet erachten und eine definitive Verminderung der Schwellneigung nicht nachweisen konnten, hat sich in unserem praktischen Alltag die Kühlung jedoch in vielen Bereichen bewährt (z. B. Schmerzlinderung durch Verringerung der Sensibilität der Schmerzrezeptoren). Aus diesem Grund möchten wir auch weiterhin zu einer konsequenten Kühlung bei geschlossenen Verletzungen raten.

Häufig auftretende Verletzungsmuster

Rissquetschwunde

Rissquetschwunde

Die Rissquetschwunde ist die häufigste Verletzungsform der Haut und des Unterhautgewebes. Durch eine Drucksteigerung auf der Hautoberfläche, z. B. durch einen Schlag oder im Rahmen eines Sturzes, folgt auch eine Drucksteigerung im Unterhautgewebe. Folglich kommt es zur Rissbildung in der Haut mit Beteiligung der darunter gelegenen Strukturen.

- Als erstversorgende Maßnahme ist es ratsam, die Wunde mit sterilen Tüchern abzudecken.
- Eintreffende Sanitäter können noch am Unfallort eine gründliche Reinigung der Wunde mit Desinfektionsmittel und sterilen Kompressen durchführen. Mit einer Pinzette sollten die sichtbaren Fremdkörper geborgen werden. Ist der Wundgrund rein und legen sich die Hautränder aneinander, kann der Defekt mit einem sogenannten Klammerpflaster verschlossen werden.
- Eine Überprüfung von Durchblutung, Motorik und Sensibilität (DMS, siehe Seite 17) ist notwendig, um eine Verlaufskontrolle bei Verschlechterung des Befundes zu ermöglichen.
- Erscheint der Defekt tiefer und klaffen die Wundränder auseinander, sollten eine Inspektion und eine Naht durch den Arzt erfolgen. Außerdem ist bei jedem Hautdefekt die Kontrolle der Tetanus-Schutzimpfung (Wundstarrkrampf) notwendig.

Gelenkverletzung

Gelenkverletzung

Hinter Gelenkbeschwerden nach einem Unfall kann sich immer eine Verrenkung oder sogar ein Knochenbruch mit Gelenkbeteiligung verbergen. Symptome einer derartigen Verletzung sind ein rasches Anschwellen und eine schmerzbedingte Einschränkung der Beweglichkeit im betroffenen Gelenk.

- Da eine Bewegungsüberprüfung nur von Fachkräften erfolgen sollte, beschränkt sich die Erstversorgung in diesem Fall auf eine stabile Lagerung, bestenfalls in einer verformbaren Schiene, sowie eine lokale Kältetherapie.
- Auch hier ist eine Überprüfung der DMS (siehe Seite 17) zur Verlaufskontrolle notwendig.

Knochenbruch

Knochenbruch

Die Diagnose eines Knochenbruchs am Unfallort ist schwierig und kann sogar für den Fachmann eine Herausforderung darstellen.

- Ist der **Bruch unverschoben**, hält sich der Blutaustritt aus dem Knochenmark in die umgebenden Weichteile in Grenzen, sodass eine Weichteilschwellung manchmal sogar komplett ausbleiben kann.
- Verhält sich der **Bruch belastungsstabil** (Patient kann den betroffenen Knochen belasten, ohne die Bruchanteile zu verschieben), ist der überwältigende Schmerz oft das einzige Indiz für den Verdacht auf einen möglichen Bruch. Der »Knochenschmerz« wird durch die umgebende Knochenhaut *(Periost)* verursacht, die die Nervenfasern beherbergt.
- Ein **offener Knochenbruch** ist immer ein **chirurgischer Notfall**. Es gilt vor allem, eine Knocheninfektion zu vermeiden und eine möglichst komplikationslose Abheilung des Weichteilmantels zu erreichen. Das primäre Ziel ist die Vermeidung einer weiteren Kontamination mit gefährlichen Hospitalkeimen beim Transport ins Krankenhaus. Decken Sie die offene Wunde möglichst schon am Unfallort steril mit durchsichtigen Folien ab und verbinden Sie sie. Dieser Erstverband sollte während der gesamten Untersuchung im Krankenhaus geschlossen bleiben und darf erst im Operationssaal vom Chirurgen abgenommen werden. Die Lagerung für den Transport erfolgt mit den handelsüblichen Vakuum- bzw. Luftkammerschienensystemen durch das Personal des Krankentransportwagens.

Nasenbluten (Epistaxis)

Nasenbluten

Der Patient sollte sich mit leicht vorgebeugtem Oberkörper und Eiskühlung im Nacken hinsetzen, oder er wird mir erhöhtem Oberkörper gelagert. Durch die Kühlung kommt es zu einer Verengung der Gefäße, die das Blut zum Kopf transportieren, und die Intensität der Blutung nimmt ab. Wattestreifen können in entsprechende Form gebracht und in die Nasenlöcher gesteckt werden. Ist die Haut über dem Nasenrücken intakt, kann ein Kältespray vorsichtig auf den Nasenrücken aufgesprüht werden.
Vorsicht! Hierbei müssen die Augen unbedingt geschlossen bleiben, um Kälteschäden zu vermeiden. Da Nasenbluten immer auch Zeichen für einen Nasenbeinbruch oder einen großen Defekt der Nasenschleimhaut sein kann, ist ein rascher Transport in ein Krankenhaus individuell abzuwägen.

Die Erstversorgung weiterer Verletzungen entnehmen Sie bitte dem jeweiligen Kapitel.

Verbände

Verschiedene Verbandformen

Bei einigen Verletzungen sind Verbände wichtiger Bestandteil der Versorgung. Grundsätzlich unterscheidet man die folgenden Formen:

Druckverband

Ziel: Verringerung einer Weichteilschwellung nach einer Verletzung oder Schaffung eines Gegendrucks zur Blutstillung
Zubehör: sterile Kompressen und elastische Binde
Vorgehen: Immer von unten nach oben wickeln (mit gleichmäßigem Zug), Binden sollten sich etwa zur Hälfte überlappen, an Gelenken beidseits des betroffenen Gelenkes (ist der Ellbogen betroffen, also einmal über den Unterarm und einmal über den Oberarm) in Achtertouren wickeln (Schildkrötenverband), um eine Faltenbildung zu verhindern.
Vorsicht: Vermeiden Sie Schnürfurchen oder Aussparungen, um das Risiko einer Durchblutungsstörung oder eines Logensyndroms (siehe Kapitel »Logensyndrom«, Seite 107 ff.) zu vermindern.

Gilchrist-Verband

Einsatzgebiet: Verletzungen des Oberarms, des Unterarms sowie des Schultergelenks
Zubehör: Schlauchmull (in dreimaliger Länge der Strecke von Fingerspitzen bis Halsansatz) und Polsterung unter der Achsel
Vorgehen: Schlauchmull nach zwei Dritteln der Länge einschneiden und den Arm in das längere Ende einführen, kurzes Ende um den Hals führen und schlaufenartig mit einer Sicherheitsnadel am Handgelenk befestigen, langes Ende um den Oberkörper führen und mit einer Schlaufe am Oberarm befestigen, Schlauchmull schließ-

lich im Bereich der Fingergrundgelenke und des Daumens einschneiden und Finger aus dem Verband führen
Wichtig: Die Polsterung unter der Achsel darf nicht vergessen werden, um die hier verlaufenden Gefäße und Nerven nicht zu schädigen.
Vorteil: kostengünstig und schnell individuell zu fertigen
Nachteil: Bei großen Schmerzen wird das Durchziehen des Schlauches oft als sehr belastend empfunden.
Alternativen: Fertigverbände wie Sanisling oder Ultrasling sind in der Anschaffung zwar teurer, aber dafür wesentlich einfacher anzulegen.

Rucksackverband (Tornisterverband)

Ziel: Ruhigstellung des Schultergürtels nach Bruch des Schlüsselbeins oder nach Schultereckgelenksprengung. Die Indikation für den Einsatz des Rucksackverbands wird kontrovers diskutiert. Der positive Effekt ergibt sich unserer Meinung nach durch die herbeigeführte Haltung mit Stabilisierung der Rückenmuskulatur (Brust raus und Schulter nach hinten-unten). Dadurch wird eine Schmerzabnahme in der Akutphase erreicht und eine Einrenkung des Bruches oder der Verrenkung gewährleistet. Durch die bessere Position der beteiligten Strukturen verbessern sich die Heilungschancen. Ein Schaden des axillaren Nervengeflechts entsteht nur durch falsche Verbandsgröße und mangelhafte Patientenaufklärung.
Vorgehen: Verband wie einen Schal um den Hals legen, die freien Enden unter den Achselhöhlen zum Rücken führen und hier verschließen.

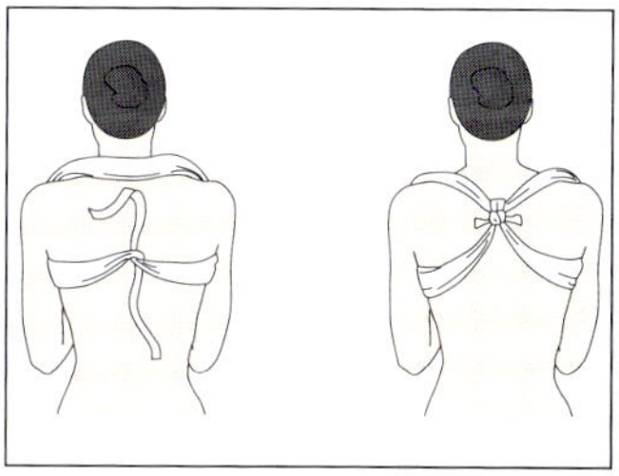

Das Anlegen eines Rucksack- oder Tornisterverbands

Funktioneller Tapeverband

Die Geschichte des Tapeverbands reicht einige Jahrhunderte zurück. Er wurde bereits in Zeiten eingesetzt, in denen es die heutigen Möglichkeiten der Schienung von verletzten Körperregionen noch nicht gab. Das beste Einsatzgebiet des Tapeverbands sind Regionen, die wenig Weichteilmantel besitzen (Sprunggelenk, Handgelenk). Dadurch wird ein Abrutschen des Pflasters verhindert und die notwendige Spannung aufrechterhalten. Auch nach einer Muskelverletzung ist der Tapeverband sinnvoll: Der Druck, der vom Verband ausgeübt wird, stimuliert Rezeptoren, die die Muskulatur entspannen und zu einer Schmerzlinderung führen.
Ziel: Vermeidung von Extrembewegung, Entlastung von gezerrtem oder gerissenem Bandapparat, Schutz und Stütze für Gelenke
Vorteil: Es erfolgt keine komplette Ruhigstellung, und die Aktivität bleibt erhalten; so wird eine frühzeitige Trainingsbelastung möglich.
Typisches Einsatzgebiet: Teilriss vom Bandapparat in einem Gelenk, Überdehnungen, Muskelzerrung oder Muskelfaserriss, Sehnenscheidenentzündung oder vorbeugender Einsatz

Vorsicht
Tapeverbände sollten nicht angelegt werden bei:
- großen Blutergüssen
- großflächigen Hautschäden
- Pflasterallergien

Tapeverband am Fuß (1: Hautschutz; 2: Ankerstreifen; 3: Zügel; 4: Verschalungsstreifen)

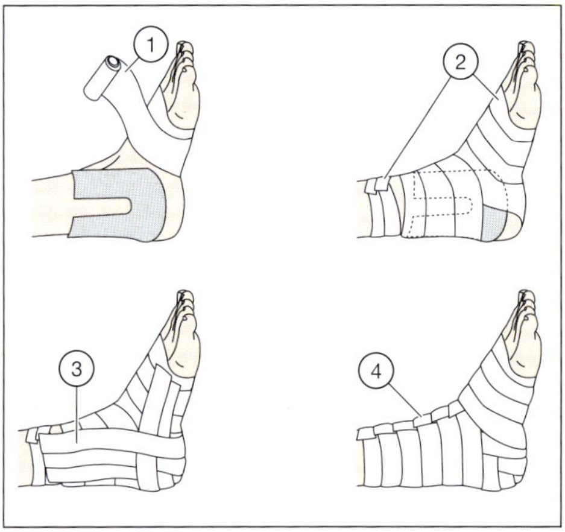

Zubehör: Der handelsübliche Tapeverband ist unterschiedlich breit und in der Regel unelastisch. Die Größen 38 und 50 Millimeter sind die am häufigsten eingesetzten Maße. Das Material ist so verarbeitet, dass es leicht abgerissen werden kann. Es hat sich bewährt, den abgerissenen Streifen vor dem Anlegen zu dehnen, um eine Lockerung des fertigen Tapeverbands zu verhindern.

Vorgehen: Vor dem Anlegen des Tapeverbands sollte die Haut rasiert und nach Möglichkeit mit einem alkoholhaltigen Desinfektionsmittel gründlich gereinigt werden, um eine sichere Haftung der Streifen zu gewährleisten. Das Anlegen des Verbands erfolgt dann mittels verschieden langer Pflasterstreifen.
- Zügel: Sie sind die tragenden Elemente des Tapeverbands und bestimmen die eigentliche Funktion.
- Ankerstreifen: Hier werden die Zügel an den Verbandenden aufgehängt.
- Fixierstreifen: Diese werden quer zu den Zügeln angebracht und verhindern das Ablösen von unter Zug stehenden Zügeln.
- Verschalungsstreifen: Verband wird verschlossen und eine Einheit geschaffen.
- Sicherungsstreifen: Sie bieten besonderen Schutz an Stellen, die stark beansprucht werden.

Tapen zur Vorbeugung
Bei Sportarten mit großer Gelenkbelastung (Volleyball, Basketball, Handball, Fußball) ist das Anlegen eines Tapeverbands zur Vorbeugung von Verletzungen besonders sinnvoll. Durch den Spannungsaufbau wird den Propriozeptoren im Gelenk (Rezeptoren, die für die Reaktionsfähigkeit bei einer spontanen ausladenden Bewegung verantwortlich sind) die Bewegungsgrenze vermittelt. Dies führt automatisch zur Spannungssteigerung der stabilisierenden Bandstrukturen (bei digitalen Messungen auf Kippbrettern bei Probanden mit und ohne Tapeverband zeigten sich signifikante Unterschiede).

Schienen

Schienen-versorgung

Die Auswahl an Schienen am Markt ist mittlerweile sehr groß. Für jedes Gelenk und für nahezu jede Verletzung werden Schienen angeboten und propagiert. Bei der Auswahl der richtigen Versorgung sollte man auf Erfahrungswerte zurückgreifen: Einige Systeme haben sich in der Vergangenheit in Bezug auf Material und Konstruktion bewährt. Vermeiden Sie insbesondere bei Akutverletzungen Experimente mit unbekannten Schienen.
Es gilt die Tatsache zu berücksichtigen, dass eine Schienenversorgung oft keinen Schutz für die verletzten Strukturen darstellt, sondern eher eine geführte Bewegung im Gelenk ermöglichen soll. Als Beispiel wäre die Versorgung eines Risses des vorderen Kreuzbands mit einer Fource-Point-Schiene zu nennen. Die notwendige Kraft zum Zerreißen des Kreuzbands beträgt in der Regel mindestens 700 Newton. Die handelsüblichen Schienen bieten jedoch einen maximalen Schutz bis 300 Newton. Das Führen des Kniegelenks in der geraden Ebene bis zum völligen Rückgang des Blutergusses ist jedoch ausreichend, um eine baldige Besserung der Akutbeschwerden zu ermöglichen. Auf der anderen Seite ist eine Ruhigstellung in einem Schienenkonstrukt bei Verletzungen der Seitenbänder im Knie- und Sprunggelenk zwingend notwendig.
Die Ruhigstellungsphase beträgt in der Regel sechs Wochen, um eine belastungsstabile Heilung der Bänder zu gewährleisten.

Wichtig!
Jede Verletzung bedarf einer individuellen Schienenversorgung. Hinweise hierzu finden Sie jeweils in den einzelnen Kapiteln!

Lagerung bei bestimmten Verletzungsbildern

Die Lagerung des **bewusstlosen Patienten** in der stabilen Seitenlage wurde bereits dargestellt (siehe Seite 13 f.).

Lagerung bei Wirbelsäulen-verletzung

Bei Patienten mit **Verdacht auf eine Verletzung der Wirbelsäule** ist besondere Vorsicht geboten. Prinzipiell darf die Lage des Betroffenen bis zum Eintreffen von geschultem Personal und des Notarztes nicht geändert werden. Vermeiden Sie einen Wärmeverlust des Patienten mit einer Decke, lassen Sie den Verletzten nicht allein und sprechen Sie ihm gut zu.

- Die Definitivlagerung bei Verdacht auf eine Wirbelsäulenverletzung muss von drei geschulten Helfern durchgeführt werden: Eine Person stabilisiert die Kopfregion mit der Halswirbelsäule. Sie steht am Kopfende und blickt in Richtung der Füße des Verletzten. Beide Hände werden fächerförmig hinter dem Kopf und am Übergang zur Halswirbelsäule ineinandergeführt (Räuberleiter), sodass diese beiden Strukturen nur als Einheit bewegt und nicht gegeneinander verschoben werden können. Die zweite Person stabilisiert den Rumpf und steht dabei über dem Verletzten. Die dritte Person ist für die sichere Lagerung der Beine verantwortlich.

- Hat der Betroffene nach seiner Verletzung eine andere Position als die Rückenlage eingenommen (Seitenlage oder Bauchlage), sollte diese bis zum Eintreffen des Fachpersonals nicht geändert werden. Die optimale Lage für den Transport des Wirbelsäulenverletzten ist die Rückenlage. Das Drehen der betroffenen Person in diese Lage sollte nur wie oben beschrieben durch Sicherung und zeitgleiche Drehung aller drei Körperebenen erfolgen.

Notfall!
Gibt der Patient nach einer Bauchprellung Schmerzen in der linken Bauchhälfte an, besteht der dringende **Verdacht auf eine Verletzung der Milz**. Eine Milzverletzung gehört zu den absoluten Notfällen der Verletzungslehre und verlangt ein sofortiges Handeln. Lagern Sie den Betroffenen zunächst in einer schmerzarmen Position. Beim Verständigen des Notarztes muss der Verdacht auf eine Milzverletzung bereits mitgeteilt werden. In den meisten Fällen ist eine lebensrettende Operation notwendig, um die akute Blutung zu stillen.

Lagerung bei anderen Verletzungen

Bei **Verletzungen des Beckens** ist die Rückenlage die richtige Lagerungsposition. Ein »pelvic binder«, ein Spezialverband zur Sicherung der Transportfähigkeit des am Becken verletzten Patienten, darf ausschließlich vom Fachpersonal angelegt werden.

Besteht der **Verdacht einer Kreislaufinstabilität** (Schwindel, Übelkeit) sollte die betroffene Person bis zum Eintreffen des Notarztes liegen oder zumindest bei hochgelagerten Beinen sitzen. Beobachten Sie den Betroffenen gut und erfragen Sie sein Befinden in regelmäßigen Abständen.

Bei einer **Prellung der Arme oder der Beine** ist die Schmerzfreiheit bei Belastung ein sicheres Zeichen, um einen Knochenbruch auszuschließen. In diesem Fall darf der Sportler selbst den Weg zum Notarztfahrzeug beschreiten.

Die **am Kopf verletzte Person** sollte bis zum Ausschluss eines Schädelbruchs oder einer Hirnblutung liegend bewegt werden.

Transport einer verletzten Person

Ist der Verdacht auf eine Verletzung der Wirbelsäule, des Schädels, des Beckens oder des Bauches ausgeschlossen und wird die Belastung der Beine schmerzfrei toleriert, ist der Betroffene als »selbstständig mobil« einzustufen und kann bei stabilem Kreislauf vom Betreuerteam zum Arzt gebracht werden.
Liegt jedoch der **Verdacht auf eine akute oder subakute Verletzung** vor, ist der Transport ausschließlich mit einer Trage in Begleitung von geschultem Personal ratsam. Die Verständigung des Notarztes sollte ohne große Zeitverzögerung erfolgen. Dabei ist eine Übermittlung der wichtigsten Informationen beim Primärkontakt wichtig. Hier eine kleine Merkhilfe und die wichtigsten Notrufnummern:

Die sieben W der Notfallmeldung

Notruf

1. **W**o ist es passiert?
2. **W**as ist passiert?
3. **W**er ist verletzt (wie viele Personen, Alter und Geschlecht)?
4. **W**elche Verletzung?
5. **W**elches Rettungsmittel wird benötigt?
6. **W**er meldet?
7. **W**arten auf Rückfragen der Rettungsleitstelle.

Zentraler Notruf

Deutschland: 112 bzw. 19222 (Rettungsleitstelle); 110 (Polizei, leitet den Notruf dann an Rettungsdienst weiter)
Österreich: 114 (Ärztefunkdienst 141)
Schweiz: 144, Luftrettung (REGA): 1414

Vorbeugung von Sportverletzungen

Verletzungsgefahr vermindern

Eine Minimierung der Verletzungsgefahr verlangt ideale körperliche und geistige Voraussetzungen des Sportlers bzw. der Sportlerin. Das Zusammenspiel zwischen Körper und Geist setzt ideale Konditionen auf beiden Seiten voraus, auf deren Basis ein perfektes Zusammenspiel erst funktionieren kann. Wird eine Komponente zugunsten der anderen vernachlässigt, kann das hieraus resultierende Ungleichgewicht das Verletzungsrisiko erhöhen.

Voraussetzungen auf körperlicher Ebene

Aufwärmen

Warm-up

Überlastungsreaktionen sind oft auf mangelnde Vorbereitung zurückzuführen. Verschiedene Faktoren wie das Alter des Sportlers, die Sportart oder die Lufttemperatur spielen eine Rolle. Das Aufwärmen führt zu einer verbesserten Durchblutung des Gewebes und verringert damit das Verletzungsrisiko unter der anschließenden Belastung. Wichtig sind die Bekleidung und die Dauer der Pausen zwischen den Belastungsmomenten. Bei langen Pausen zwischen den Einsätzen ist eher lange Bekleidung ratsam.

Ausdauer

Ausdauertraining

Unter Ausdauer versteht man eine optimale Anpassung des Sauerstoffverbrauchs der Muskulatur an die Belastung. Die Konstanz der Atemfrequenz ist ein sicheres Zeichen für eine gute Ausdauer und wird im Idealfall mit einem Training unter Sauerstoffgleichgewicht (aerobe Belastung) erzielt. Diese aerobe Belastungsgrenze kann durch gleichmäßiges und stufenweise gesteigertes Training nach oben versetzt werden (Verbesserung der Ausdauer). Ideal für eine solche Verschiebung nach oben sind Joggen, Radfahren und Schwimmen.

Dehnung

Stretching

Dehnübungen sollten Teil jeder Vorbereitung sein, sowohl vor dem Training als auch vor dem Wettkampf. Ein statisches Dehnen führt zur Abnahme des Muskeltonus (Muskelspannung), was wiederum die Voraussetzung für Kraft und Schnelligkeit darstellt. Wir empfehlen ein sportartspezifisches dynamisches Dehnprogramm, in das die Komponenten Schnellkraft, Schnellkraftausdauer und Koordination einfließen sollten. (Beispiele hiefür sind Rugby-throw-run (zur Rumpfstabilisierung), Hurdle-walk (für die Muskulatur zwischen Becken und Unterschenkeln, also die Ischiokrural-Muskulatur), Hand-walk (zur Rumpfstabilisierung) sowie Sumosquade und Hip-dance für die Becken und Hüftregion.

Ernährung

Essen & Trinken

- **Flüssigkeit:** Etwa eine Stunde vor Belastungsbeginn kann bereits eine Mindestmenge an Flüssigkeit aufgenommen werden (wir empfehlen ca. 500 Milliliter). Während der Belastung sollte der Sportler etwa alle 15 Minuten 200 Milliliter Flüssigkeit trinken. Zu hypertonen Getränke raten wir nicht, da sie die Flüssigkeitsaufnahme in den Körper verlangsamen. Ideal sind Fruchtsäfte (kein Nektar) in einer 3:1-Mischung mit elektrolytreichem Mineralwasser (Apfelschorle oder Orangensaftschorle), um den entstandenen Flüssigkeitsverlust während der Belastung auszugleichen.

- **Kohlenhydrate:** Für die optimale Erholung nach einer intensiven Belastung ist das rasche Auffüllen der Kohlenhydratspeicher notwendig. Kurzfristig eignen sich hierfür Obst und Gemüse. Langfristig ist der Verzehr von Kartoffeln und Vollkornprodukten sinnvoll.

- **Eiweiß (Proteine):** Eine sportspezifische Proteindosis von täglich 1,5 bis 2,0 Gramm pro Kilogramm Körpergewicht ist ausreichend. Eiweiß empfehlen wir in Form von Hühner- oder Truthahnfleisch, Eiklar, fettarmer Milch und Käse.

- **Fette:** Diese sollten nach Möglichkeit in Form von Omega-3-Fettsäuren (mehrfach ungesättigte Fettsäuren) aufgenommen werden. Sie enthalten wichtige Vitamine und senken den Cholesterinspiegel.

- **Vitamine, Mineralien und Spurenelemente:** Diese Komponenten sind für das neuromuskuläre System und für einwandfreie Organfunktionen notwendig. Der Verzehr von viel frischem Obst und Gemüse ist sinnvoll.

- **Säuren und Basen:** Der pH-Wert ist der Indikator für das notwendige Gleichgewicht zwischen Säuren und Basen im menschlichen Körper. Da bei den meisten Sportlern durch die Milchsäureproduktion eine Übersäuerung stattfindet, sollte in diesem Fall der Aufnahme von basischen Nahrungsmitteln der Vorzug gegeben werden (Gurke ohne Samen, Kopfsalat, Tomaten, Rosinen, getrocknete Feigen, Milch). Anderenfalls kann die vermehrte Einnahme von säurebildenden Nahrungsmitteln einen Ausgleich schaffen (beispielsweise Mais, Roggen, Emmentaler, Fleisch, Ei).

Koordination

Koordinationsfähigkeit

Eine optimale sportartspezifische Koordinationsfähigkeit in der auf- oder absteigenden Kette des Sprung- und Kniegelenks sowie der Lenden-Becken-Hüft-Region ist unserer Auffassung nach eine Grundvoraussetzung zur Verletzungsvorbeugung. Die Reaktionsfähigkeit auf Rezeptorebene ist in den meisten Fällen ausschlaggebend für das Ausmaß einer Verletzung.
Unterschiedliche Methoden und verschiedene Trainingshilfen, wie beispielsweise das instabile Brett, der Medizinball, die instabile Matte oder das Trampolin, stehen dafür zur Verfügung

Kraft

Muskelkraft

Eine Vergrößerung der Muskelkraft erreicht man ausschließlich durch regelmäßiges Training. Hierbei ist es wichtig, dass die Belastung im Training die tägliche Durchschnittsbelastung überschreitet. Studien an Sportlern haben gezeigt, dass mindestens einmal in der Woche trainiert werden sollte, um eine Steigerung bzw. einen Erhalt der erzielten Muskelkraft zu garantieren. In der Regel erfolgt die Kraftentwicklung vor der Volumenzunahme der Muskulatur.
Die Belastung mit wenig Gewicht und vielen Wiederholungen hat sich im Niveaubereich des Nicht-Leistungssportlers bewährt. Beim Spitzensportler sollte dies in Adaptation an die Erfordernisse erfolgen.

Stabilität

Stabilität durch Koordination

Unter Stabilität verstehen wir eine optimale Koordination der einzelnen Körperregionen auf der Basis eines leistungsfähigen Körperkerns. Der Kern des menschlichen Körpers entspricht seiner Mitte, dem Körperstamm. Dieser Bereich beinhaltet das Areal zwischen Schultergürtel und Becken mit dem Oberkörper (Brustkorb und Bauch) und dem Rücken. Das Zusammenspiel der Bauchmuskulatur (äußerer und innerer *Obliquus*-Muskel sowie die schrägen Bauchmuskeln) mit der bodenständigen (autochthonen) Rückenmuskulatur ermöglicht erst die optimale Stabilisierung des Oberkörpers.
Die Regulation einer adäquaten Atmung wird zusätzlich durch das Einbeziehen der Beckenbodenmuskulatur und des Zwerchfells gewährleistet. Das Heben des Brustkorbs durch die Atemhilfsmuskulatur (großer und kleiner Brustmuskel mit der Zwischenrippenmuskulatur) dient als Voraussetzung für die Atmung.

Erstes Ziel: Stabilisierung

Das Zusammenspiel der hier erwähnten Strukturen ermöglicht einen starken Stamm, in dem die lebenswichtigen Organe beherbergt werden. Die Atmung wird reguliert und der Kreislauf unterstützt. Wie wichtig diese Prozesse sind, zeigt die Beobachtung der Bewegungsentwicklung von Babys:

Phase I

Rückenlage mit Stabilisierung der Bauch- und Brustmuskulatur durch die ständige Beugung der Hüften (Heben der Beine) und das Heben der Arme

(Fortsetzung Seite 28)

Stabilisierung (Fortsetzung)

Phase II
Bauchlage mit Stabilisierung der Rücken- und Beckenmuskulatur durch das Anheben des Oberkörpers mit dem verhältnismäßig schweren Kopf und das Strecken in den Hüften (Hochheben der Beine in Bauchlage)

Phase III
Wechselspiel zwischen Bauch- und Rückenlage zur Einbeziehung der Extremitäten

Phase IV
Freies Sitzen erleichtert das Wechselspiel zwischen Bauch- und Rückenmuskulatur und vermittelt erste Eindrücke des Gleichgewichtsgefühls.

Phase V
Die Krabbelphase spielt eine Schlüsselrolle in der Entwicklung der koordinativen Fähigkeiten des Kindes. Optimierung der Stabilität im Rumpf zur Ermöglichung des aufrechten Ganges

Phase VI
Ermöglichung des aufrechten Ganges durch stabile Basis auf Muskel- und Bandebene

Unter Berücksichtigung dieses im Kasten oben vorgestellten Entwicklungsprozesses wird die Notwendigkeit einer Rumpfstabilität für eine optimale Körperfunktion deutlich.

Technik

Techniktraining

Die unterschiedlichen Techniken stehen in Abhängigkeit zu den individuellen Eigenschaften des jeweiligen Sportlers (Anatomie, Reaktions- und Koordinationsfähigkeit, Körpergröße). Andererseits kommt es häufig vor, dass sich der Sportler eine falsche Technik schon früh aneignet und sie dann über einen langen Zeitraum beibehält. Wichtig ist hier das rechtzeitige Erkennen und Gegensteuern durch den Sportlehrer oder Trainer.

Zubehör

Ausrüstung

Die Qualität des Sportzubehörs hat heute einen sehr hohen Standard erreicht. Trotzdem ist die individuelle Anpassung, insbesondere des Schuhwerks, maßgeblich für die Größe der Verletzungsanfälligkeit und den Erfolg des Athleten. Ob Hobby- oder Leistungssportler, eine qualifizierte Beratung für das ideale Sportzubehör ist unerlässlich.

Gesundheits-Check
Eine regelmäßige sportmedizinische Untersuchung kann standardmäßig zur dauerhaften Verletzungsvorbeugung integriert werden.
Hierbei müssen die folgenden Teilbereiche berücksichtigt werden:

- Sportorthopädische Untersuchungen
- Sportinternistische Gesamtuntersuchung
- Leistungschecks zur Anpassung der Belastungsnormative (Trainingsdauer, -umfang, -häufigkeit und -intensität)

Sportmedizinische Untersuchung

Periodisierung des Trainings
Eine Gliederung des Trainings nach Zyklen ist sinnvoll, auch schon im Bereich der Hobbysportler.

Trainigszyklen

Selbsterkenntnis
Eine ganz besonders entscheidende Grundvoraussetzung für eine verletzungsfreie oder verletzungsarme Sportlerkarriere ist unserer Meinung nach die Objektivierung der eigenen Leistungsgrenze und ihre Beurteilung durch den oder die Trainer.

Eigene Einschätzung

Voraussetzungen auf geistiger Ebene

Mentale Stärke

Die mentale Stärke ist erlern- und trainierbar!

Mentale Stärke

Die großen individuellen Unterschiede von Sportlern im mentalen Bereich sind auf unterschiedliche Faktoren zurückzuführen. Geschwister aus derselben Familie, die unter gleichen oder ähnlichen Bedingungen aufgewachsen sind, zeigen unterschiedlich stark ausgeprägte mentale Kompensationsmöglichkeiten zur Bewältigung von Krisensituationen.
Während einige Menschen die vertraute Umgebung der Familie zur Entfaltung ihres Selbstvertrauens benötigen, suchen andere Familienmitglieder davon abweichende Bedingungen außerhalb ihres »Vertrauenskreises«, um die gesuchte Herausforderung zu finden.
Gelingt es dem Einzelnen nun, dieses Abhängigkeitsverhältnis zu beseitigen, oder schafft er es, in jeder Lebenslage vorhandene Abwehrmechanismen zu Krisenbewältigung zu mobilisieren, ist die mentale Kraft als Voraussetzung für einen dauerhaften Erfolg garantiert.
Diese mentale Kraft ist durch verschiedene Übungen und Automatismen, die allerdings regelmäßig trainiert werden müssen, zu erreichen und gehört zur Domäne der Sportpsychologie bzw. des Mentaltrainings.

Motivation
Motivation ist die Grundvoraussetzung für eine lange und erfolgreiche Sportlerkarriere. Der Grund für den Erfolgsdrang des Einzelnen ist individuell auf unterschiedlichen Ebenen zu suchen:
- Alleinige Freude an der ausgeübten Sportart
- Bemühen um die Gesunderhaltung des eigenen Körpers
- Notwendigkeit sportlicher Betätigung zur Vorbeugung oder Bekämpfung einer Krankheit

- Wille, in allen Lebensbereichen (sowohl im Beruf als auch im Alltag) ein Optimum an Leistung zu erbringen
- Angeborener oder erworbener Siegeswille und die Suche nach der täglichen Herausforderung
- Angeborener Wettkampfzwang mit dem Drang, Mitstreiter im Wettkampf zu besiegen
- Leistungssport: guter finanzieller Ertrag zur Gewährleistung eines gehobenen Lebensstandards für sich und die Angehörigen

Motivation Jeder Trainer oder Betreuer besitzt unterschiedliche Begabungen und Techniken zur Motivation seiner Schützlinge, die die Freude am Sport und die Laufbahn des professionellen Athleten grundlegend beeinflussen können.

Training besteht hauptsächlich in der Kunst, die persönlichen Stärken und Schwächen des Einzelnen zu erkennen und zwischen ihnen ein Gleichgewicht herzustellen. Die persönliche Einstellung des Sportlers spielt dabei eine entscheidende Rolle.

2 Spezielle Verletzungen im Sport

Im folgenden Abschnitt sind alle wesentlichen Sportverletzungen beschrieben, geordnet in alphabetischer Reihenfolge. Neben der Anatomie und den Ursachen spielt auch die Beschreibung der Symptome und Beschwerdebilder einer Verletzung eine Rolle. Es folgt eine ausführliche Darstellung der Diagnosemöglichkeiten sowie der daraus resultierenden Therapieformen, das heißt der Sofortmaßnahmen der Trainer vor Ort (Ersthelfer) und der weiterführenden Behandlung durch einen Arzt oder medizinisches Fachpersonal. Die Möglichkeiten der Prophylaxe durch eine richtige Vorbereitung spielen ebenso eine Rolle wie die Verletzungsrisiken einzelner Sportarten.

Achillessehnenverletzung

Der Wadenmuskel *(Musculus triceps surae)* wird aus dem *Musculus gastrocnemius*, dem *Musculus soleus* und, wenn vorhanden, dem *Musculus plantaris longus* gebildet. Der sehnige Fortsatz des Muskels entspricht der Achillessehne mit ihrem Ansatz am Fersenbein. Diese Sehne besteht aus mehreren Strängen und wird von einer Hülle umhüllt, die für das reibungsfreie Gleiten der Sehne sorgt. Durch die große Hebelkraft der Sehne erfolgt die Kraftübertragung vom Sprunggelenk auf den Vorfuß: Sie ermöglicht eine Abrollbewegung bei aufrechtem Gang.

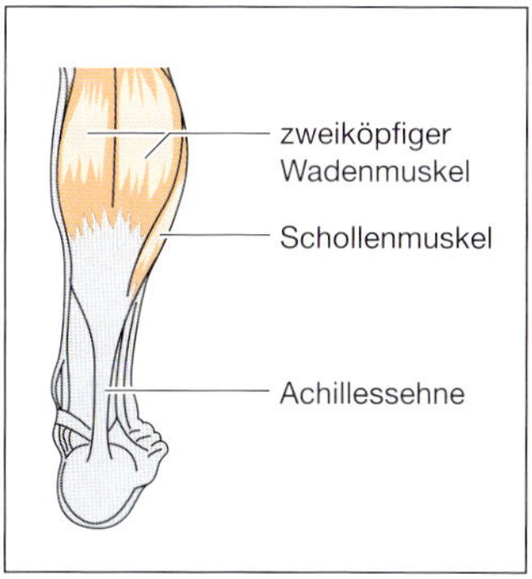

Anatomische Lage der Achillessehne

Ursachen

- Die Achillessehne stellt die Zusammenarbeit der Bänder im oberen Sprunggelenk und die Stabilität in diesem Gelenk sicher. Ab dem 25. Lebensjahr nimmt die Durchblutung der Sehne allerdings ab, was eine vorgegebene Degeneration zur Folge hat.
- Bei Patienten mit einer **Bandinstabilität im oberen Sprunggelenk** kommt es zu einer Überlastung der Achillessehne und zu chronisch entzündlichen Prozessen. Diese immer wiederkehrenden Entzündungen forcieren den degenerativen Abbauprozess und verursachen Schwachstellen in der Sehne.
- Als Ursache für Probleme der Achillessehne ist auch die **Haglund-Deformität** (*Haglund-Exostose* = Überbein am hinteren Fortsatz des Fersenbeins) möglich. Diese verursacht eine Reizung der Sehne und des darunter liegenden Schleimbeutels.

- Eine **Ausrichtung des Vorfußes nach innen** von bereits 7 Grad führt zu einer Verdrehung des hinteren Fersenbeins nach außen. In Kombination mit einem Einwärtsknicken des Fußgewölbes erhöht sich die Spannung der Achillessehne deutlich. Ein Anspannen der Wadenmuskulatur in der Antrittsphase kann bei einer vorgeschädigten Sehne die äußere Ursache für einen Riss darstellen. Mangelnde Koordinationsfähigkeit, schlechte Dehnung, Überlastung im Sport und falsches Schuhwerk begünstigen diese Entwicklung.

Häufigkeit
Beim Achillessehnenriss handelt es sich um den häufigsten unmittelbar unter der Haut liegenden Sehnenriss in Deutschland mit über 7000 Fällen pro Jahr. Das Verhältnis von Männer und Frauen beträgt 5:1. Häufig verletzen sich Athleten oder Hobbysportler in der Wiedereintrittsphase nach einer Unterbrechung der sportlichen Aktivität oder bei einem Wechsel der Sportart. Mangelnde Dehnung und unzureichende Anpassung an die veränderte Belastungssituation führen zur Überlastung mit den bereits erwähnten Folgen.

Sportarten mit erhöhtem Verletzungsrisiko
- Primär Sportarten mit schnellem Richtungswechsel, wie Fußball, Volleyball, Handball, Basketball
- Am häufigsten Badminton, Tennis und Hochsprung

Eine grundlegende Rolle kommt dem Belag zu: Beton, Gummi oder Parkettboden verursachen eine deutlich höhere Belastung als beispielsweise Sand.

Formen

Verletzungsarten

- Akute Sehnenentzündung
- Chronische Sehnenentzündung
- Akute Entzündung der Gleitschicht
- Chronische Entzündung der Gleitschicht mit Ausbildung eines einschnürenden Ringbands *(Ligamentum anulare)*
- Teilriss
- Komplettriss

Lokalisation des Risses
- Oberer Muskelriss
- *Loco typico* (an typischer Stelle drei bis fünf Zentimeter oberhalb des Ansatzes)
- Unterer Achillessehnenriss (ansatznah oder am Ansatz)
- Knöcherner Ausriss am Fersenbein (Entenschnabelbruch bei Jugendlichen)

Symptome
- Plötzlicher Schmerz an der unteren Rückseite des Unterschenkels mit hörbarem »Schnalzen«
- Achillessehne in der Kontinuität unterbrochen, Schwellung und Bluterguss um die Rissstelle
- Zehenstand auf verletztem Bein ist nicht möglich

- Positiver Wadenkneiftest nach Thompson und Doherty: Dazu wird in Bauchlage oder auf einem Sessel kniend die Wade gedrückt. Bei gerissener Achillessehne bleibt die Abwärtsbewegung des Vorfußes aus.

Weiterführende Diagnostik
- **Weichteilröntgen** seitlich (das typische dreieckförmige Gebilde der Sehne fehlt)
- **Weichteilsonografie** in maximaler Spitzfußstellung, um die Annäherung der Sehnenstümpfe zu beurteilen
- **Kernspintomografie** der Achillessehne – bei Verdacht auf eine Verletzung dringend zu empfehlen

Sofortmaßnahmen
- Entlastung bis zur Diagnosesicherung mit Unterarmstützkrücken
- Anleitung des Patienten zur Spitzfußposition des Fußes

Weiterführende Maßnahmen vom Arzt oder medizinisch ausgebildeten Fachpersonal
- Wir empfehlen eine Entlastung in Spitzfußstellung im Spezialschuh oder Achillessehnenhochschuh mit Keilversorgung bis zur Beschwerdefreiheit.
- Entzündungshemmende Medikamente als Begleittherapie sind unserer Erfahrung nach dringend notwendig. Eine Sportkarenz sollte die Voraussetzung für eine baldige Besserung des Beschwerdebilds sein.

Vorsicht mit Kälte!
Die Achillessehne stellt bei der Therapie aufgrund der sehr sensiblen Durchblutungssituation ein großes Problem dar. Jeder Behandlungsversuch mit Kältetherapie würde durch die Verengung der Blutgefäße eine Einblutung (»heilender Bluterguss«) verhindern und einerseits die Selbstheilung verzögern, andererseits einen chronischen Prozess – z. B. eine Entzündung – in die Länge ziehen.

Achillessehnenriss

- **Teilriss:** Die Diagnose sollte durch eine Ultraschalluntersuchung und im Idealfall kernspintomografisch gestellt werden. Ein konservativer Therapieversuch mit Ruhigstellung in Spitzfußstellung für mindestens sechs Wochen ist zielführend, danach sollte je nach sonografischem oder kernspintomografischem Befund weiter verfahren werden. Intensive Krankengymnastik und Koordinationstraining mit einer langen Rehabilitation schließen die Behandlung häufig ab.
- **Komplettriss:** In manchen Krankenhäusern wird im Falle einer Annäherung der Sehnenstümpfe auf mindestens 1,5 Zentimeter in der Weichteilultraschalluntersuchung unter maximaler Abwärtsbewegung des Vorfußes ein konservativer Therapieversuch mit Ruhigstellung in Spitzfußstellung empfohlen. Wir befürworten hingegen eine sofortige operative Sanierung, um die Rehabilitationszeit und die Dauer der Sportkarenz zu verkürzen. Postoperativ erfolgt eine Ruhigstellung in Spitzfußstellung von 120° für 6 bis 12 Wochen (je nach intraoperativem Befund). Der Zehenspitzenstand sollte unserer Erfahrung nach frühestens nach 12 Wochen postoperativ erfolgen.

Vorbeugung

- Bei Instabilität im Sprunggelenk ist ein Koordinationstraining sinnvoll. Bei anhaltender subjektiver Instabilität (unter sechs Monaten) kann eine operative Stabilisierung in Erwägung gezogen werden.
- Bei vermehrter Einwärtsdrehung im Vorfuß oder vermehrtem Einwärtsknicken des Fußgewölbes sind Gangschulung und/oder Einlagenversorgung erforderlich.
- Eine Ganganalyse und digitales Lauftraining zum Anpassen des geeigneten Schuhwerks speziell bei Laufsportarten sind empfehlenswert.
- Im Fall des Wiedereinstiegs nach einer Auszeit und beim Wechsel der Sportart ist ein Anpassungstraining mit überwiegend Stretching und Koordinationsschulung zu empfehlen.

Bandscheibenvorfall

Die Bandscheibe liegt pufferartig zwischen den Wirbelkörpern der Wirbelsäule. Ihr weicher, gallertartiger Kern kann verrutschen, ihre faserige Hülle durchbrechen und in den Wirbelkanal – den Raum, in dem das Rückenmark liegt – vortreten.

Aufbau (Querschnitt) und Lage einer gesunden Bandscheibe

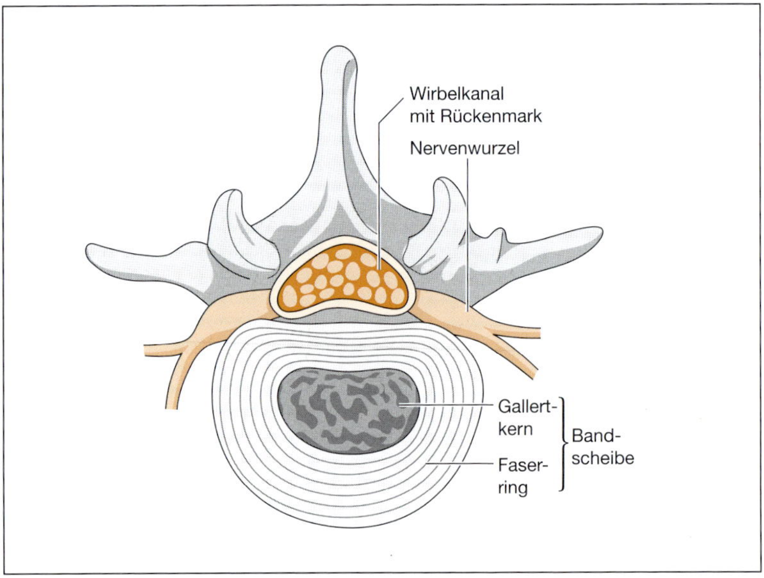

Ursachen

Bandscheibenvorfälle sind eine Folge chronischer Strukturveränderungen mit mechanischen Stressfaktoren, chronischer Haltungsfehler, inadäquater sportlicher Aktivität sowie einer segmentalen Instabilität (mangelhafte Bandfestigkeit in einem oder mehreren Segmenten der Wirbelsäule).

Häufigkeit
Meist ist die Lendenwirbelsäule (LWS) (ca. 50 pro 10 000 Einwohner) und hier am häufigsten der Bereich zwischen viertem und fünftem Lendenwirbel sowie fünftem Lendenwirbel und Steißbein betroffen. Die Halswirbelsäule (HWS) ist etwa 100-mal seltener in Mitleidenschaft gezogen. Am seltensten sind Bandscheibenschäden an der Brustwirbelsäule (BWS). Der Altersgipfel liegt zwischen 30 und 45 Jahren.

Sportarten mit erhöhtem Verletzungsrisiko
- Gewichtheber
- Bodybuilder
- Tennisspieler

Formen
Vorwölbung *(Protrusion):* Der schützende Faserring um die Bandscheibe baut degenerativ ab, und der Inhalt tritt aus, befindet sich aber noch innerhalb des Bandscheibenraums.
Vorfall *(Prolaps):* Der schützende Faserring ist zerrissen, der Bandscheibeninhalt tritt aus dem Gefüge aus.
Massenvorfall: Nach Zerstörung des Faserrings tritt ein Großteil des Bandscheibenmaterials aus. Dadurch ist der Zwischenwirbelabstand deutlich vermindert und die Belastung für die Restbandscheibe deutlich erhöht.

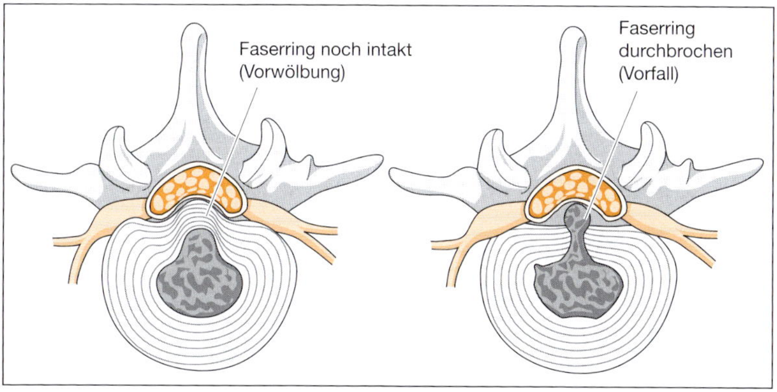

Links: Querschnitt durch eine Bandscheibenvorwölbung (Protrusion)
Rechts: Querschnitt durch einen Bandscheibenvorfall (Prolaps)

Symptome
- Akut einsetzende Schmerzen treten lokal im Verletzungsbereich oder in Kombination mit in die Beine ausstrahlenden Schmerzen auf.
- Begleitend kommt es häufig zu Sensibilitätsstörungen (»Ameisenlaufen«) im Bereich der Beine mit unterschiedlicher Höhe, in einigen Fällen bis zu den Zehen. Eine Muskelschwäche (z. B. Fußheberschwäche oder Oberschenkelmuskelschwäche) ist als subakut, ein kompletter Muskelausfall als akut einzustufen.
- Bei Blasen- oder Mastdarmstörungen handelt es sich um einen Notfall, es besteht die Gefahr einer permanenten Nervenschädigung.

Weiterführende Diagnostik

- Typisch für Verletzungen dieser Art ist eine bestimmte Zwangshaltung (Schiefstand der Lendenwirbelsäule, sogenannte *Ischiaskoliose*).
- Das Aufstehen, Hinsetzen oder Hinlegen erfolgt schmerzbedingt nur äußerst vorsichtig.
- Darüber hinaus tritt eine sogenannte Lendenstrecksteife mit massiver Verspannung der seitlich der Wirbelsäule verlaufenden Muskulatur (»Muskelhartspann«) auf.
- Der Finger-Boden-Abstand (Abstand zwischen Fingerspitze und Boden beim Bücken nach vorn) ist erhöht.

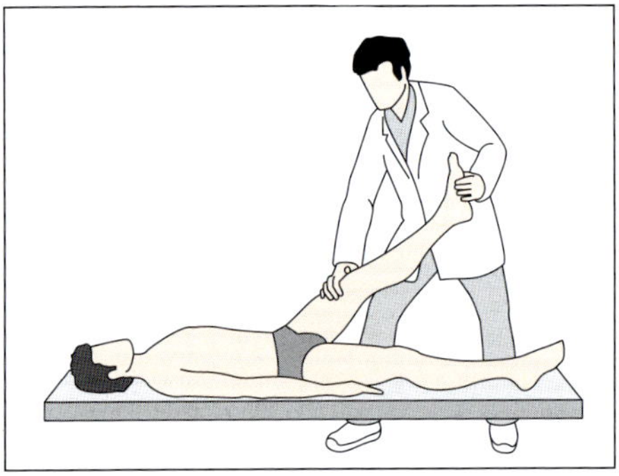

Lasègue-Test zur Feststellung eines Bandscheibenschadens

- Der **Lasègue-Test** – hierbei handelt es sich um einen Ischiasdehnungstest, bei dem der Verletzte auf dem Rücken liegt und das gestreckte Bein von der Unterlage anhebt, bis ein ziehender Schmerz auf der Rückseite des Beines einsetzt – ist positiv. Bei einem Bandscheibenschaden setzt der Schmerz schon sehr bald nach Hochheben des betroffenen Beines auf.

Absoluter Notfall

Bei einer Blasen-Mastdarm-Lähmung (Urinieren oder Darmentleerung nicht möglich), Taubheitsgefühl im Bereich einer gedachten Reithose (»Reithosenparästhesie«) ist höchste Umsicht angesagt. Die Operation muss hier innerhalb der ersten Stunden erfolgen.

- Eine komplette neurologische Untersuchung erleichtert die Lokalisation des Vorfalls.
- Eine Kernspintomografie ist die einzige Möglichkeit der definitiven Diagnosestellung.
- Durch Röntgen können knöcherne Veränderungen und Instabilitäten verifiziert werden.
- Eine Blutuntersuchung zum Ausschluss eines entzündlichen Prozesses sollte angestrebt werden.

Sofortmaßnahmen

- Die geeignete Körperposition zur Lagerung findet der Patient in der Regel selbst. Eventuell bringt das Liegen in der Stufenbettlage (Rückenlage, angewinkelte Hüftgelenke um 90 Grad, Ablage der Unterschenkel ebenfalls im 90-Grad-Winkel) Erleichterung.
- Im Akutstadium empfehlen wir eine Kältetherapie, im chronischen Stadium eine Wärmetherapie mit ABC-Pflastern oder Voltaren-Salbe.

Weiterführende Maßnahmen vom Arzt oder medizinisch ausgebildeten Fachpersonal

- Die Krankengymnastik sollte nur nach Ablauf des Akutstadiums in Form einer Unterwassertherapie erfolgen. Stabilisierende Übungen in der »Rückenschule« mit besonderem Augenmerk auf ein muskuläres Ungleichgewicht sind unserer Erfahrung nach essenziell für eine dauerhafte Besserung der Beschwerden.
- Massagen empfehlen wir nur nach der Akutphase in Form von Unterwasser-Druck-Strahlmassagen.
- **Absolute Operationsindikation:** Blasen- und Mastdarmlähmung, Reithosenanästhesie, Muskelausfall (Fußheber, Quadrizepsmuskel)
- **Relative Operationsindikation:** Diskrete Ausfallerscheinungen ohne Rückbildungstendenz können primär durch eine intensive konservative Therapie von mindestens drei Monaten behandelt werden. Erst bei anhaltenden Beschwerden sollte die Operation in Erwägung gezogen werden.

Wann operiert werden muss

Vorbeugung

Eine konsequente Stärkung der Rückenmuskulatur und das Beibehalten der Balance zwischen den agierenden Muskelgruppen ist die ideale Voraussetzung, um Verletzungen in dieser Region zu vermeiden. Die richtige Haltung und adäquate Bewegungsabläufe im Training oder Wettkampf sollten in der Rückenschule erlernt und konsequent beibehalten werden.

Beschleunigungstrauma der Halswirbelsäule (Peitschenschlagsyndrom)

Ein Beschleunigungstrauma der Halswirbelsäule entsteht durch eine plötzliche, schnelle Bewegung des Kopfes in eine Richtung. Durch den Überraschungseffekt sind die Bänder und Muskeln der Halswirbelsäule nicht im Stande, den Kopf zu stabilisieren und sich selbst im Rahmen der überschießenden Bewegung zu schützen.

»Schleudertrauma«

Sportarten mit erhöhtem Verletzungsrisiko

- Kampfsport
- Motorsport
- Ballsportarten mit hoher Anfluggeschwindigkeit des Balles

Symptome

- Spannungsgefühl und Schmerzen im Nacken mit Bewegungseinschränkung
- Gelegentlich Übelkeit und Erbrechen
- Schwindelattacken über kürzere oder längere Zeiträume
- In seltenen Fällen: Sehen von Doppelbildern
- Kopfschmerzen mit Zentrum am Hinterhaupt

Verletzungsgrade

Grad I: Schmerzen dauern weniger als 96 Stunden, keine fassbaren Veränderungen in den durchgeführten Untersuchungen feststellbar

Grad II: Symptome dauern bis zu drei Wochen an, muskulärer Hartspann (Verspannung im Verlauf der Muskulatur neben der Wirbelsäule), »pain release« (rückläufiger Schmerz) unter laufender Physiotherapie

Grad III: Röntgenologisch und kernspintomografisch fassbare Fehlstellung der Halswirbel bis hin zur Teilverrenkung in den einzelnen Gelenken mit oder ohne neurologische Störungen

Grad IV: Verrenkung oder Verrenkungsbruch mit oder ohne neurologische Störungen

Weiterführende Diagnostik

- Das Durchführen einer Röntgenaufnahme zum Ausschluss eines Bruches oder einer Verrenkung ist Standard.
- Bei Weiterbestehen der Beschwerden empfehlen wir eine Kernspintomografie mit Kontrastmittel, um Bandschäden, Bandscheibenschäden, Gelenkverletzungen oder Muskelfaserrisse feststellen zu können.

Sofortmaßnahmen

Nicht bewegen!

Kopf und Halswirbelsäule sollten bis zum Eintreffen des Fachpersonals unter allen Umständen unbewegt bleiben.

Weiterführende Maßnahmen vom Arzt oder medizinisch ausgebildeten Fachpersonal

Behandlung des Schleudertraumas

Grade I bis II: Schonung ist nötig, eine Schmerzmittelverordnung durch den Arzt durchaus sinnvoll. Das Anlegen einer Schanz-Krawatte (Schaumstoffschiene) dient zur Entlastung der Halswirbelsäule vom Kopfgewicht und hilft bei der Entspannung der Muskulatur. Zwar wird das primäre Anlegen der weichen Halskrause kontrovers diskutiert, die Erfahrung hat uns jedoch gezeigt, dass eine Verspannung der Halswirbelsäulenmuskulatur nach einem Beschleunigungstrauma innerhalb der ersten 72 Stunden einhergehen kann und dies häufig zu einer deutlichen Befundverschlechterung führt. Die Entlastung der Halswirbelsäule durch eine Halskrause scheint eine Minderung der Beschwerden in der Subakutphase zu bewirken.

Grade III bis IV: Das Tragen der Stiffneck-Orthese (harte Schiene) für mindestens sechs Wochen bei nachgewiesenen Bänderschäden ist Standard, eine lokale Kältetherapie kann die Entzündungsreaktion minimieren und damit die Heilung beschleunigen. Nach Abklingen der akuten Beschwerden empfehlen wir stabilisierende Krankengymnastik.

Vorbeugung

Der Einbau von selbst stabilisierenden Übungen in das tägliche Training erscheint uns als beste Vorbeugung. Die Reaktionsfähigkeit der Bänder und der Muskeln ist im Rahmen der Krankengymnastik erlern- und verbesserbar. Nackenstützen im Sport werden mittlerweile sinnvollerweise als Nacken-Schulter-Stützen eingesetzt (Rennsport, American Football).

Blockierung

In der Regel kann jedes Gelenk von einer Blockierung betroffen sein. Einige Gelenke sind für diese Bewegungseinschränkung prädestiniert, am häufigsten tritt sie im Bereich der Wirbelsäule auf – und zwar hauptsächlich in der Halswirbelsäule und der Lendenwirbelsäule sowie im Gelenk zwischen Beckenknochen und Steißbein (SIG).
Das betroffene Gelenk kann bei einer Blockierung in jedem Punkt der physiologischen Bewegungsbahn (Mittel- bis Endstellung) verharren. Die Beweglichkeit ist nie ganz aufgehoben, sondern nur in eine oder mehrere Richtungen eingeschränkt. Begleitend liegt immer eine Verspannung der zum Gelenk gehörenden Muskulatur vor. Die Funktion der zum Segment gehörenden Muskulatur, Bindegewebe, Sehnen und Haut, aber auch der inneren Organe und Nerven kann ebenfalls in Mitleidenschaft gezogen sein.

Symptome

Beschwerden bei Gelenkblockierungen

Die Beschwerden sind in der Regel einseitig lokalisiert. Anfänglich wird ein lokaler Schmerz angegeben. In der weiteren Folge kann durch Verspannung der regionalen Muskulatur eine Ausbreitung der Symptome auftreten. In diesem Fall wird die Zuordnung der Beschwerden relativ schwierig. Typisch ist eine Asymmetrie durch ein muskuläres Ungleichgewicht (schiefe Haltung).

Diagnose

Die Inspektion des lokalen Gewebes ist notwendig. Oft erscheint die Haut und das darunter gelegene Gewebe wässrig durchtränkt und geschwollen. Die Haut präsentiert sich im Vergleich zur Gegenseite unelastisch. Der sogenannte muskuläre Hartspann erscheint als ein unter der Haut liegender Knoten. Die Schmerzen im betroffenen Gelenk können bei Manipulation jeweils zu- oder abnehmen (je nach Bewegungsausrichtung).

Weiterführende Diagnostik

- Besitzt der behandelnde Arzt keine manualtherapeutische Ausbildung, ist die Diagnose einer Gelenkblockade oft sehr schwierig.
- Eine Röntgenaufnahme ist zum Ausschluss eines Knochenbruchs oder einer Gelenkdegeneration notwendig.

Sofortmaßnahmen

- Schonung des betroffenen Gelenks sowie Sportkarenz bis zur sicheren Diagnosestellung
- Lokales Auftragen einer schmerzstillenden Salbe

Weiterführende Maßnahmen vom Arzt oder medizinisch ausgebildeten Fachpersonal

- Ist die richtige Diagnose gestellt, kann das betroffene Gelenk in verschiedenen Techniken durch Manipulation deblockiert oder durch Mobilisation beweglicher gemacht werden.

- Als Begleittherapie sind physikalische und krankengymnastische Maßnahmen empfehlenswert; eine Gangschulung und Rückenschule ist in diesem Zusammenhang zur Wiederherstellung der Körpersymmetrie sinnvoll.

Vorbeugung
Der kontinuierliche Erhalt des muskulären Gleichgewichts trägt zur Vermeidung von Gelenkblockaden bei. Empfehlungen hierzu finden Sie im Kapitel »Vorbeugung« auf Seite 25 f.

Bluterguss (Hämatom)

Durch einen harten Anprall kommt es zur Verletzung von Gefäßen unterhalb der Haut, im Fettgewebe, im Bindegewebe und innerhalb der Muskulatur. Die Blutung aus dem Gefäß setzt sich bis zum Einsatz der Gerinnung bzw. bis zur Ausschöpfung des Fassungsvermögens des Zwischenraums im Gewebe fort. Dies kann auch bei der Verletzung von inneren Organen und Knochenbrüchen mit Blutaustritt aus dem Knochenmark passieren.

Sofortmaßnahmen

Erste Hilfe bei Blutergüssen

- Lokale Kältetherapie, Schonung und Hochlagerung der betroffenen Region in der Primärphase können entscheidend für den weiteren Verlauf sein.
- Ein lokaler Druckverband (Achten Sie hier auf eine Balance zwischen Druck und aufrechter Durchblutung!) soll eine weitere Einblutung und Schwellung unterbrechen.
- Außerdem sind Blutergusssalben (Hirudoid-Salbe) und MLD (manuelle Lymphdrainage) empfehlenswert.
- Bei kontinuierlicher Zunahme der Schwellung mit Verhärtung des Gewebes und zunehmendem Druck auf die Gefäß- und Nervenstrukturen (drohendes Logensyndrom) sollte dringend das nächstgelegene Krankenhaus aufgesucht werden.

Weiterführende Maßnahmen vom Arzt oder medizinisch ausgebildeten Fachpersonal

- Die Behandlung der Ursache der Blutung (Muskelfaserriss, Gelenkbinnenverletzung, Knochenbruch, Organverletzung) hat Priorität. Droht ein Logensyndrom, sind entsprechende Akutmaßnahmen notwendig (siehe Kapitel »Logensyndrom«, Seite 107 ff.).
- Bildet sich der Bluterguss nicht innerhalb von 7 bis 14 Tagen vollständig zurück, ist eine chirurgische Ausräumung mit Spülung des Unterhautgewebes notwendig, da er einen idealen Nährboden für Keime darstellt und häufig Infektionen verursacht. Die Notwendigkeit einer solchen Maßnahme stellt der Arzt fest.

Vorbeugung
Die einzige Möglichkeit zur Vorbeugung gegen Blutergüsse sind sportspezifische Schutzvorrichtungen (Schutzgerüst im Eishockey, Knie- oder Ellenbogenschoner beim Inlineskaten etc.).

Daumenseitenbandverletzung (Skidaumen)

Das innere Daumenseitenband spielt eine Schlüsselrolle in der Greiffunktion der Hand. Es ist für die Kraftentwicklung zwischen Daumen und Zeigefinger beim Greifen und Heben von Gegenständen zuständig. Seine Verletzung verdient aus diesem Grund besondere Aufmerksamkeit.

Ursachen
Die Verletzung entsteht typischerweise durch das forcierte Abspreizen des Daumens beim Sturz auf den gestreckten Daumen (Skidaumen).

Sportarten mit erhöhtem Verletzungsrisiko
- Skifahren und Snowboarden
- Klettern

Formen

Arten des Skidaumens

Zerrung: Schmerzen und Schwellung bei erhaltener Greiffunktion und Greifkraft
Teilriss: Schmerzen, Schwellung und eventuell ein Bluterguss bei reduzierter Greiffunktion und verminderter Greifkraft
Komplettriss: Schmerzen, Schwellung, Bluterguss bei fehlender Greifkraft
Knöcherner Ausriss: Dieser Ausriss ist vom Komplettriss ohne knöcherne Komponente nur durch ein Röntgenbild zu unterscheiden.

Symptome
- Schwellung
- Druckschmerzen und Bluterguss auf der Innenseite des Daumengrundgelenks
- Hineindrücken des Daumens nach innen gegen Widerstand nur reduziert oder gar nicht möglich
- Halten oder Hochheben von Gegenständen zwischen Daumen und Zeigefinger eventuell gestört

Test

Halteversuch
Der Betroffene wird aufgefordert, ein Blatt Papier zwischen Daumen und Zeigefinger festzuhalten. Bei einem Komplettriss des Daumenseitenbands kann das Papierstück vom Gegenüber mühelos herausgezogen werden.

Sofortmaßnahmen
- Eine lokale Kältetherapie sollte in der Akutphase gewährleistet sein.
- Schonung und Hochlagerung können eine drohende Schwellung einbremsen.
- Wickel mit elastischer Binde unter Daumeneinschluss zur Entlastung eines eventuellen Teilrisses verhindert eine Befundverschlechterung bis zur endgültigen Versorgung durch den Arzt.
- Im Idealfall wird eine Spezialschiene (Sellafix) für den Transport angelegt.
- Abnahme jeglicher Art von Schmuck, da dieser im Fall einer Schwellung ein Problem darstellen kann.

Weiterführende Maßnahmen vom Arzt oder medizinisch ausgebildeten Fachpersonal

- Röntgen zum Ausschluss eines knöchernen Bandausrisses sollte standardmäßig durchgeführt werden.
- Stressaufnahmen (gehaltene Röntgenaufnahmen) zur Beurteilung einer vermehrten Aufklappbarkeit im Gelenk erleichtern die Diagnosestellung im Zweifelsfall deutlich.
- In der Kernspintomografie definieren Kontrastmittel die Verletzungsausmaße.
- Bei Zerrung oder Teilriss empfehlen wir eine elastische Binde mit Daumeneinschluss, eine Schiene oder einen Gips für insgesamt sechs Wochen, Sportkarenz sowie entzündungshemmende Medikamente für zwei Wochen.
- Beim Komplettriss oder bei einem knöchernen Ausriss ist eine Operation notwendig, um eine dauerhafte Funktionseinschränkung zu vermeiden.

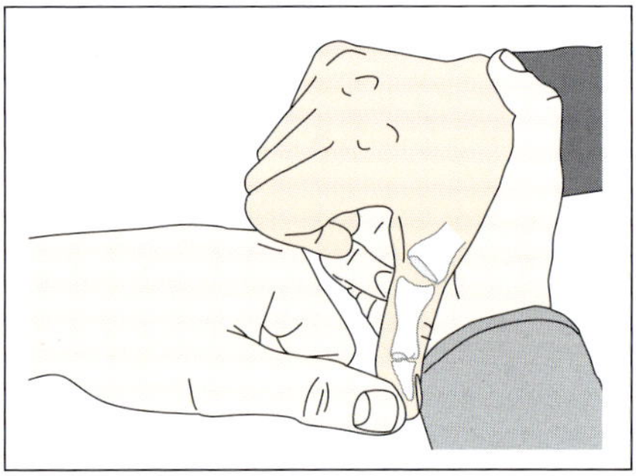

Stabilitätstest des Daumengrundgelenks zur Diagnose eines Risses des Daumenseitenbands

Vorbeugung
Bei einem vorgeschädigten Daumenseitenband ist das Tragen einer Schiene oder das Tapen des Daumengrundgelenks im Rahmen der sportlichen Aktivität empfehlenswert.

Einklemmungssyndrom (Impingement-Syndrom)

Alle Gelenke können betroffen sein: Im **Schultergelenk** führt in der Regel ein Sehnenschaden zu einer Fehlstellung des Oberarmkopfs mit Hochstand und damit zur Einklemmung des Schleimbeutels zwischen Oberarmkopf und Schulterdach. Das Abspreizen oder Heben des Armes ist nur unter Schmerzen möglich. Im **Kniegelenk** kommt es durch wiederholte Reizung des »Hoffa'schen Fettkörperchens« (mitverantwortlich für die Durchblutung und Schmierfunktion im Gelenk) zu einem vermehrten Wachstum mit Einklemmungssymptomen im vorderen Gelenkbereich. Im **Sprunggelenk** können verletzte Strukturen nach traumatischem Riss des Kapsel-Band-Apparats in allen Bereichen – vorwiegend jedoch im äußeren vorderen Gelenkanteil – einschlagen und Einklemmungsbeschwerden auslösen.

Ursachen
Eine lokale Reizung mit entzündlicher Veränderung der Gelenkinnenhaut und deren vermehrtem Wachstum kann zum Impingement-Syndrom führen. Das vermehrte Gewebe schlägt sich in den Gelenkspalt ein und verursacht bei Belastung oder Bewegung Schmerzen. Gerissene Bänder, eingerissene Menisken und andere verletzte Gelenkbinnenstrukturen, die von ihrer anatomischen Lage abweichen, können eine entsprechende Einklemmungssymptomatik verursachen.

Symptome und Diagnose

- Wichtig ist die genaue Inspektion des Gelenks im Seitenvergleich! Häufig ist die betroffene Region geschwollen und durch gesteigerte lokale Durchblutung überwärmt.
- Typisch ist eine Zunahme der Symptome bei Belastung oder Bewegung.

Diagnose am Sprunggelenk

Im Sprunggelenk können die Beschwerden durch ein **Einwärtsknicken** (Schmerzen im inneren Gelenkspalt) oder ein **Auswärtsknicken** (Schmerzen im äußeren Gelenkspalt) ausgelöst werden. Sprunggelenk

Diagnose am Kniegelenk

Im Kniegelenk kann eine Zunahme der Beschwerden ausgelöst werden durch: Kniegelenk

- Überstreckung (Einklemmung des Fettkörperchens im vorderen Gelenkspalt)
- Aufklappen in X-Position (Valgusstress, Schmerzzunahme im äußeren Gelenkspalt durch Einklemmung des Außenmeniskus oder eingeschlagene Anteile einer entzündlichen Gelenkinnenhaut)
- Aufklappen in O-Position (Varusstress, Schmerzzunahme im inneren Gelenkspalt durch Einklemmung des Innenmeniskus oder eingeschlagene Anteile einer entzündlichen Gelenkinnenhaut)
- Maximale Beugung (durch Einklemmung eines abgerissenen Meniskusanteils aus dem Hinterhorn mit Verrenkung nach hinten)

Diagnose am Schultergelenk

Im Schultergelenk kann die Einklemmungssymptomatik durch das Hochheben des Armes nach vorn und/oder zur Seite oder durch die Auswärtsdrehung des hochgehobenen Arms (Einklemmung des Schleimbeutels zwischen Oberarmkopf und Gelenkdach) ausgelöst werden. Schultergelenk

Sofortmaßnahmen

Ein Sportverzicht bis zur sicheren Diagnosestellung bzw. bis zur völligen Beschwerdefreiheit ist sinnvoll.

Weiterführende Maßnahmen vom Arzt oder medizinisch ausgebildeten Fachpersonal

- Zur Diagnosesicherung empfehlen wir eine Kernspintomografie mit Kontrastmittel, um einerseits die Lokalisation und andererseits die Ausmaße der Einklemmung zu verifizieren.
- Eine Röntgenaufnahme ist unserer Meinung nach deswegen essenziell, weil sich häufig sogenannte freie oder fixierte Gelenkkörper (Einrisse im Bereich von Sehnen, Bändern oder der Gelenkskapsel, die verknöchern können) für die Einklemmungssymptome verantwortlich zeigen und im Röntgen sichtbar werden.
- Die Injektion von Lokalanästhetika mit einer einmaligen Kortisongabe kann im Anfangsstadium der Erkrankung sehr erfolgreich sein.
- Wir empfehlen für das Sprunggelenk eine konsequente Entlastung im Spezialschuh (Walker-Schuh in Neutral-Null-Position) in Kombination mit entzün-

dungshemmenden Medikamenten (Diclofenac 75 mg, 2-mal 1 Tablette für insgesamt zwei Wochen, bei empfindlichem Magen in Kombination mit einer Magenprotektion wie z. B. Pantozol 20 mg, 1 Tablette abends), um die Entzündung im Gelenk zu beruhigen.

- Ist die konservative Therapie erfolglos, sind eine Spiegelung (Arthroskopie) des Gelenks zur Diagnosesicherung, die Entnahme einer Probebiopsie zur histologischen Untersuchung und die Entfernung der eingeschlagenen Strukturen und/oder der freien Gelenkkörper dringend zu empfehlen.

Fußsohlenfaszien-Entzündung (Fasciitis plantaris)

Bei der Fußsohlenfaszie handelt es sich um eine derb-elastische bindegewebige Struktur, die einerseits die Fußsohle mit stabilisiert, andererseits den darunter verlaufenden arteriellen Hohlfußbogen mit den begleitenden Nerven schützt. Beim Anheben des Fersenbeins (Zehenstand) gerät diese Struktur unter Spannung und wird wieder entlastet, wenn der Fuß regelgerecht abgestellt wird.

Ursachen

Eine Entzündung der Fußsohlenfaszie kann unterschiedliche Ursachen haben:

- Überlastung durch ungeeignetes Schuhwerk
- Mangelhaft ausgeprägtes Fußgewölbe (ein eindeutiger Nachweis wurde in Studien zu diesem Thema jedoch nicht einwandfrei erbracht)
- Instabilität des oberen Sprunggelenks
- X-Großzehe (*Hallux-valgus*-Fehlstellung) mit vermehrter Neigung zum Einbruch des Fußgewölbes
- Verrenkung oder Teilverrenkung in einem oder mehreren Gelenken des Mittelfußes mit einer dauerhaften Instabilität

Entzündung durch Überlastung

Eine dauerhafte Überlastung führt zur erstmaligen Entzündung vorwiegend am hinteren Ansatz am Fersenbein oder vorn an den Mittelfußköpfchen oder Zehengrundgelenken. Eine Chronifizierung und Erschwerung der Behandlung droht, wenn diese Tendenz nicht frühzeitig erkannt und therapiert wird.

Sportarten mit erhöhtem Verletzungsrisiko

- Bergsteigen
- Laufsportarten (insbesondere Hürdenlauf, Sprint, Mittelstrecke)
- Leichathletik
- Volleyball und Basketball

Symptome

- Typisch sind Anlaufschmerzen insbesondere am Fersenbein, die sich nach Belastung bessern. (Der Anlaufschmerz ist typisch für eine Verkürzung von Strukturen, die nach einer Entzündung, Verletzung oder einer längeren Phase der Ruhigstellung, z. B. nach einer Operation, ihre natürliche Dehnung nicht wieder erreicht haben.) Auch ein Druckschmerz besonders an den beiden Enden der Fas-

zie (am Fersenbein und/oder an den Mittelfußköpfchen) ist ein wichtiger Hinweis.
- In der Anfangsphase treten Schmerzen bei Belastung auf, später permanente Schmerzen auch in Ruhe (häufig vermehrter Nachtschmerz).
- Im Spätstadium ist eine Belastung des Fußes nicht mehr möglich.

Sofortmaßnahmen

Kälte und Sportkarenz

- Bei Beschwerdebeginn trägt die Kältetherapie in Kombination mit Wärme (lokale Salbentherapie) zur Linderung der Schmerzen und Unterbrechung der entzündlichen Komponente bei.
- Konsequente Entlastung und Sportkarenz im Spezialschuh (Walker-Schuh in Neutral-Null-Position) bis zur völligen Beschwerdefreiheit verhindert eine Chronifizierung (wiederholte, immer wiederkehrende Entzündungen) der Beschwerden. Wir empfehlen zum Konditionserhalt in dieser Phase Schwimmen und Radfahren. Bessern sich die Beschwerden nicht, suchen Sie bitte einen Spezialisten auf.

Weiterführende Maßnahmen vom Arzt oder medizinisch ausgebildeten Fachpersonal

- Im schmerzfreien Intervall haben sich Koordinationsübungen zur Beseitigung von Instabilitäten, insbesondere im oberen und im unteren Sprunggelenk, bewährt.
- Dehnungsübungen der Achillessehne (Verkürzung in acht Prozent der Fälle) sind nach unserer Erfahrung für den Therapieerfolg unumgänglich.
- Die Einnahme von entzündungshemmenden Präparaten über zwei Wochen (z. B. Diclofenac 75 mg, 2-mal 1 Tablette) ist ratsam.
- Die Verordnung eines Fersenkeils aus Silikon sollte nur bei Lokalisation der Beschwerden am Fersenbein kurzfristig erprobt werden (durch Verkürzung der Faszie wird möglicherweise eine Beschwerdeverschlechterung provoziert).
- Eine digitale Laufanalyse mit dem häufig verwendeten Sportschuhwerk trägt zum Therapieerfolg bei.
- Der Früherkennung und Beseitigung von begünstigenden Faktoren (Bandinstabilität im oberen und/oder unteren Sprunggelenk – so führt eine Innendrehung des Fußes von mehr als 7 Grad zur Spannungssteigerung der Achillessehne und in der Folge zur Überlastung der Plantarfaszie –, Senk-Spreiz-Fuß, Rückfußfehlstellung mit X- oder O-Position) kommt eine wichtige Rolle zu.
- Nutzen Sie bei einem mangelhaft ausgeprägten Fußgewölbe und/oder einer Rückfußfehlstellung medizinische Einlagen mit innerer Abstützung am Sprungbeinhöcker und hoher Fersenführung. Eine Nachtschiene zur Fixierung des Fußes in 4- bis 6-Grad-Vorfußhebung für maximal eine Woche ist empfehlenswert (damit wird eine automatische Vordehnung der Faszie erzielt, da die Muskulatur im Schlaf eine deutlich verringerte Spannung aufweist).
- Wir empfehlen eine lokale Injektionstherapie 3- bis 5-mal (Schmerzmittel in Kombination mit einmaliger Kortisongabe).
- Einige sportmedizinische Zentren haben in verschiedenen Studien Botulinumtoxin (Botox) bei der Behandlung angewandt. Da wir auf keine eigenen Erfah-

rungswerte zurückgreifen können und eine Lähmung der Muskulatur als wichtige Stütze im Fußgewölbe unserer Meinung nach eine mittelfristige Verschlechterung der Beschwerden nach sich ziehen müsste, können wir diesbezüglich keine Empfehlung abgeben.
- Eine Operation ist nur nach kompletter Ausschöpfung der konservativen Maßnahmen zu erwägen.

Vorbeugung
- Die rechtzeitige Verordnung einer Einlage ist erfahrungsgemäß die beste Vorbeugung.
- Regelmäßige begleitende Dehnung des Fußgewölbes und der Achillessehne beim Sport sollten in jedem Trainingsprogramm integriert sein.
- Sportkarenz und entzündungshemmende Medikamente beim erstmaligen Auftreten der Beschwerden können einen langen Leidensweg mit deutlichem Leistungsabfall verhindern. Befragen Sie hierzu Ihren behandelnden Arzt.
- Die Behandlung oder Beseitigung von Bandinstabilitäten im Sprunggelenk sind aus sportärztlicher Sicht für eine dauerhafte Beschwerdefreiheit notwendig.
- Sinnvoll ist eine digitale Laufanalyse mit Anpassung des Sportschuhwerks.
- Das Erlernen der richtigen Lauftechnik sollte im Vordergrund stehen.
- Der Aufbau der Fußbinnenmuskulatur zur Abstützung des Fußgewölbes mit Kräftigungsübungen kann die vorbeugenden Maßnahmen komplettieren.

Spätstadium: Fersensporn

Der Fersensporn

Allgemein wird angenommen, dass es sich bei diesem Krankheitsbild um ein Spätstadium der Fußsohlenfaszien-Entzündung (siehe Seite 44 f.) handelt. Aufgrund ihrer Bedeutung wird die Krankheit hier aber gesondert erwähnt.

Ursachen

Chronisch entzündliche Prozesse, die vom Körper nicht beherrscht werden können, werden in der Regel in Kalk umgewandelt. In diesem Fall passiert dies am Ansatz des kurzen Zehenbeugers und am Ansatz der Fußsohlenfaszie am Fersenbein. Abhängig von der Größe des Sporns variieren auch die Beschwerden des Athleten.

Maßnahmen

Die operative Entfernung ist nur bei extremer Größe des Sporns und beim Versagen der konservativen Maßnahmen angebracht.

Gehirnerschütterung (Commotio cerebri)

Eine Gehirnerschütterung *(Commotio cerebri)*, manchmal auch leichtes Schädel-Hirn-Trauma genannt, ist eine Schädigung des Gehirns, die mit einem kurzen Verlust des Bewusstseins (weniger als 30 Minuten) und einem rückwirkenden Gedächtnisverlust verbunden ist. (Die traumatisch bedingte wiederkehrende Funk-

tionsstörung des Gehirns lässt sich in den bildgebenden Verfahren (CT, MRT) morphologisch jedoch nicht nachweisen.)
Begleitsymptome sind Übelkeit, Erbrechen und Kopfschmerzen, die einzeln oder in Kombination auftreten und innerhalb kurzer Zeit abklingen sollten.

Problematik

Vorsicht bei einer Gehirnerschütterung

Bei der Prellung des Kopfes (z. B. durch Zusammenstoß zweier Athleten, Ballkontakt bei großer Ballgeschwindigkeit) wird die Aufprallenergie unter allen Umständen an das Gehirn weitergeleitet. Die Reaktion der Gehirnzellen ist je nach Aufprallgeschwindigkeit und den individuellen Eigenschaften des Athleten unterschiedlich. Wichtig ist jedoch die anfängliche Beschwerdesymptomatik unmittelbar nach dem Trauma (Bewusstlosigkeit, Erinnerungslücken, instabile Kreislaufsituation). Die Erholung des Sportlers erfolgt in der Regel, unter Berücksichtigung der Umstände (Adrenalinpegel im Wettkampf, resultatabhängige Provisionen) schnell. Die Symptomatik wird in der Folge unterdrückt und häufig verharmlost.
Da eine Gehirnerschütterung im Verlauf einer Sportlerlaufbahn oft kein einmaliges Ereignis darstellt, können Spätfolgen auftreten (Substanzverlust im Gehirn, Narbenbildung mit epileptischen Anfällen, Konzentrationsstörung, Vergesslichkeit, Parkinson-Syndrom insbesondere bei Boxern), die erst im mittleren Alter manifest werden.

Sportarten mit erhöhtem Verletzungsrisiko
- Hochgeschwindigkeitssportarten (Rennsport)
- Kampfsportarten
- Ballsportarten

Symptome
- Übelkeit, Erbrechen
- Eventuell Bewusstlosigkeit
- Schwindel
- Bewusstseinstrübung (Patient wirkt matt und verlangsamt)
- Orientierungslosigkeit (mindestens eine Komponenten des Orientierungsvermögens ist nicht intakt: Wo bin ich? [örtlich]; Welches Datum ist heute? Wann bin ich geboren? [zeitlich]; Wie heiße ich? [zur Person])

Diagnose

Diagnose einer Gehirnerschütterung

Die definitive Diagnose der Gehirnerschütterung ergibt sich durch eine bestehende retrograde Amnesie (Patient kann sich an die Geschehnisse unmittelbar vor dem Unfallgeschehen und zum Unfallzeitpunkt nicht erinnern!).

Sofortmaßnahmen
- Beruhigend auf den Patienten einreden, ihn mit leicht erhöhtem Oberkörper lagern und mit einer Decke warm halten.
- Lokale Kältetherapie und Kompressionsverband können einen eventuellen Bluterguss verhindern. Bestehende Platzwunde versorgen.

- Den Patienten beobachten und immer wieder die Atmung kontrollieren.
- Bei Bewusstlosigkeit und Erbrechen ist eine stabile Seitenlagerung notwendig, um den Übergang von Erbrochenem in die Lunge (Aspiration) zu verhindern (siehe Seite 13 f.).
- Bringen Sie den Verletzten sofort in ein Krankenhaus. Der Transport sollte liegend erfolgen – am besten mit einem Rettungswagen.

Weiterführende Maßnahmen vom Arzt oder medizinisch ausgebildeten Fachpersonal

- Wir empfehlen eine stationäre Aufnahme zur Beobachtung für mindestens 48 Stunden; in dieser Zeit sollte eine Nahrungs- und Flüssigkeitskarenz eingehalten werden (intravenöse Flüssigkeitsaufnahme).
- Das Röntgen des Schädels zum Ausschluss eines Bruches ist Standard.
- Medikamente gegen die bestehenden Symptome (insbesondere die Übelkeit) sollten gegeben werden.
- Fernseh- und Computerkarenz sowie das Vermeiden von »Flackerlicht« sind für eine Woche sinnvoll.
- Absolute körperliche Schonung und Sportkarenz sind die Voraussetzung für eine komplette Erholung.
- Bei neurologischen Komplikationen (Bewusstseinstrübung, bleibende Orientierungsstörung) sollte im Rahmen einer Computertomografie eine Hirnblutung ausgeschlossen werden.

Mindestens sechs Wochen Sportverbot

Wichtig!

Das betroffene Areal im Gehirn braucht einige Wochen, um sich von der Verletzung zu erholen. Ist die erforderliche Ruhe in dieser Zeit nicht gewährleistet, können Defekte in Form von Narben oder größeren Zellverlusten zurückbleiben, deren Folgen erst im Alter deutlich werden. Eine Wiederaufnahme der sportlichen Aktivität bei der Diagnose einer Gehirnerschütterung sollte aus diesem Grund erst nach frühestens sechs Wochen erfolgen.

Vorbeugung

Das Tragen von Schutzhelmen ist die einzige Möglichkeit, sich vor einer Gehirnerschütterung zu schützen.

Gelenkabnutzung (Gelenkdegeneration)

Der schützende Knorpelüberzug in jedem Gelenk verliert mit den Lebensjahren, abhängig vom Aktivitätsgrad, von der Ernährung, der Anatomie (z. B. Achsenfehlstellung der Beine oder »Plattfüße«) und der genetischen Veranlagung deutlich an Dicke und damit an Belastungsfähigkeit. Eine wesentliche Rolle spielt hier der Wassergehalt im Knorpel. Studien haben gezeigt, dass sich die notwendigen Nahrungsbestandteile zur Vermeidung des Knorpelabbaus nicht in der notwendigen Dosis in unserer täglichen Nahrung befinden. Als Folge wird der Knorpel dünner und anfälliger für eine Erweichung oder einen »Aufbruch«. Dadurch kommt es über kurz oder lang zum vollständigen degenerativen Zerfall des Gelenks (Arthrose/Gelenkabnutzung).

Jedes Gelenk hat eine genetisch festgelegte Lebensdauer.

Sportarten mit erhöhtem Verletzungsrisiko
Eine Sportartspezifität liegt hier nicht vor, da unterschiedliche Sportarten zur Abnützung in unterschiedlichen Gelenken führen können.

Faktoren, die eine Gelenkabnutzung beschleunigen

Was Arthrose begünstigt

- Angeborene Achsenfehlstellung (X- oder O-Beine)
- Gelenknahe Brüche mit Knorpelbeteiligung
- Bandinstabilität mit Anstieg von Mikrobewegungen bei Belastung
- Mangelhafte koordinative Fähigkeiten
- Verkürzung der Muskulatur (mangelhafte Dehnung)
- Fehlen von Erholungsphasen
- Fehlen der notwendigen Nahrungsbestandteile

Vorbeugung
- Frühzeitige Korrektur einer Achsenfehlstellung
- Operative Versorgung von verschobenen, gelenknahen Brüchen
- Frühzeitige Behebung von Bandinstabilitäten
- Forcierung der Muskeldehnung und koordinativer Übungen
- Ausbau der Erholungsphasen
- Vorbeugende Einnahme von Nahrungsergänzungsmitteln noch vor Beginn des Knorpelabbaus

Gelenkerguss (Hydrops)

Bei einem Gelenkerguss sammelt sich Flüssigkeit in einem Gelenk an.

Reizerguss

Reizerguss und blutiger Erguss

Inhalt: gelbliche (seröse) Flüssigkeit als Ausdruck einer Dysbalance zwischen Produktion und Abtransport der Gelenkflüssigkeit durch die Gelenkinnenhaut, sicheres Zeichen für eine Gelenküberlastung
Ursachen: Gelenkdegeneration, mangelhafte Dehnung der umgebenden Muskulatur (dadurch steigt der Druck im Gelenk, die Reibungskräfte werden in Wärme umgewandelt und die Gelenkinnenhaut produziert mehr Flüssigkeit) oder eine Prellung
Symptome: klassische Trias: Schmerzen, Schwellung, Bewegungseinschränkung

Blutiger Erguss (Hämarthros)
Inhalt: Blut mit oder ohne Fettaugen (Fettaugen im Blut sind ein Indiz für eine Knorpel- oder Knochenbeteiligung)

Ursachen: Verletzung einer Gelenkbinnenstruktur (Meniskusriss, Bandriss, Kreuzbandriss, Kapseleinriss, Knorpelbruch, Knochenbruch mit Gelenkbeteiligung)
Symptome: klassische Trias und eventuell ein Bluterguss der Umgebung

Eitriger Erguss
Eitriger Erguss

Inhalt: trübe gelbliche Flüssigkeit
Ursachen: Gelenkinfektion
Symptome: klassische Trias sowie Rötung, lokale Überwärmung, Fieber

Sofortmaßnahmen

- Schonung
- Hochlagerung – damit wird der Rücktransport der überschüssigen Flüssigkeit in Richtung Herz unterstützt
- Kältetherapie – die Verengung der Hautgefäße soll einen vermehrten Zufluss von Blut und damit eine Schwellungszunahme verhindern.
- Druckverband mit einer elastischen Binde beugt einer Schwellungszunahme vor (achten Sie auf die Balance zwischen verursachtem Druck und ausreichender Durchblutung des Gewebes, um eine Minderdurchblutung und damit einen Gewebeschaden zu verhindern).
- In der Anfangsphase kein Einsatz von Salben; dadurch würde die lokale Durchblutung steigen und die Schwellung zunehmen.

Test auf Gelenkerguss

»Flüssigkeits-Verschiebetest«
Der flüssige Inhalt des Gelenks kann zwischen Daumen und Zeigefinger durch wechselnden Druck auf beide Seiten des Gelenkes hin- und hergeschoben werden (positives Ergusszeichen).

Weiterführende Maßnahmen vom Arzt oder medizinisch ausgebildeten Fachpersonal

- Es ist empfehlenswert, das betroffene Gelenk zum Ausschluss eines Bruches bzw. zur Verifizierung einer Gelenkdegeneration röntgen zu lassen.
- Die sterile Gelenkpunktion zur Beurteilung des Inhalts mit bakteriologischer Untersuchung bei Verdacht auf Infekt kann sowohl die Schmerzen lindern als auch zur Diagnosesicherung beitragen. In diesem Rahmen ist die Injektion eines Schmerzmittels in das Gelenk möglich. Bei unauffälligem Röntgenbefund und Fettaugen (Fettpartikel) im Punktat empfehlen wir eine Computertomografie oder Kernspintomografie zur Beurteilung der Binnenstruktur und des angrenzenden Knochens.

Gelenksteife im Großzehengrundgelenk (Hallux rigidus)

Eine fortschreitende Gelenkabnützung verursacht im Großzehengrundgelenk einerseits eine Ausdünnung des Knorpels, andererseits eine Schrumpfung des Kapsel-

Band-Apparats. Die Folge ist eine zunehmende Bewegungseinschränkung bis hin zur nahezu völligen Aufhebung der Beweglichkeit (rigides = unbewegliches Gelenk).

Ursachen
- Knochenbrüche mit Gelenkbeteiligung und Gelenkverrenkung (insgesamt weniger als 15 Prozent der Fälle)
- Mangelhaft ausgeprägtes Fußgewölbe
- Bandinstabilität im oberen Sprunggelenk mit Überlastung im Großzehengrundgelenk
- Falsches Schuhwerk
- Inadäquate sportliche Belastung

Sportarten mit erhöhtem Verletzungsrisiko
- Laufsportarten
- Sprungdisziplinen (insbesondere Hochsprung)
- Tanzen (vor allem Ballett)
- Bergsteigen und Klettern
- Basketball, Volleyball

Symptome

Beschwerden bei einer Großzehensteife

- Gelenksteife
- Massive Schmerzen durch vermehrte Knochenreibung
- Lokale Überwärmung (Umwandlung der Reibungskräfte in Wärme)
- Hinkendes Gangbild (die Abrollbewegung über den Vorfuß mit Belastung der Großzehe wird vermieden)
- Sportliche Aktivität in der Regel nicht möglich

Sofortmaßnahmen
- Schonung und Kältetherapie
- Eine elastische Binde mit Großzeheneinschluss ist nur als temporäre Lösung sinnvoll.
- Sportkarenz bis zum Abklingen der Akutbeschwerden ist aus unserer Sicht notwendig.

Weiterführende Maßnahmen vom Arzt oder medizinisch ausgebildeten Fachpersonal
- Die *Hallux-rigidus*-Schiene (im Orthopädiefachhandel mit Rezept erhältlich) vermindert die Beweglichkeit und damit die Reizung im Gelenk; sie hat sich in unserer praktischen Erfahrung als Übergangslösung bis zur endgültigen Versorgung bewährt.
- Der Vorfußentlastungsschuh ist bei akuten Beschwerden für die Dauer von drei bis vier Wochen in Kombination mit entzündungshemmenden Medikamenten und kompletter Entlastung des Vorfußes zu empfehlen.
- Ein Röntgenbild zur Diagnosesicherung sollte immer durchgeführt werden.
- Eine Kernspintomografie zur Beurteilung des Restknorpels ist zur Festlegung der weiteren Therapiestrategie oft hilfreich.

- Bei Bedarf empfehlen wir eine Einlagenversorgung mit Abrollhilfe zur Entlastung des Vorfußes.
- Nach Abklingen der akuten Beschwerden hat sich in unserem Behandlungsregime die manuelle Therapie (spezielle Form der Krankengymnastik) zur Verbesserung der Beweglichkeit etabliert.
- Bei anhaltenden Beschwerden: Ist ein intakter Restknorpel vorhanden, empfehlen wir eine Gelenkspiegelung mit knorpelverbessernden Maßnahmen. Ist kein Restknorpel mehr da, sollte abhängig von Alter, Allgemeinzustand und sportlicher Aktivität entweder eine Gelenkversteifung oder eine Gelenkprothese angeboten werden.

Glaskörperverletzung (Augenverletzung)

Arten der Glaskörperverletzung

Man unterscheidet zwei Formen der Glaskörperverletzung:
Stumpfe Verletzung (Prellung): Sie wird hervorgerufen durch einen Ball oder die Faust des Gegners. Durch die Aufprallenergie wird das Auge in die Augenhöhle hineingedrückt. Sind die einwirkenden Kräfte sehr groß, kann es zum Bruch der umgebenden Knochenstruktur (z. B. Blow-out-Bruch), Verletzung der Muskulatur oder Einklemmung bzw. Quetschung des Sehnervs kommen.
Offene Verletzung: Durch einen spitzen Gegenstand wird der Augapfel verletzt.

Sportarten mit erhöhtem Verletzungsrisiko
- Kampfsport
- Degensport
- Baseball
- Tennis

Symptome
- Ringförmiger Bluterguss um den Augapfel, entweder einseitig (Monokelhämatom) oder beidseitig (Brillenhämatom)
- Einblutung in den Glaskörper
- Häufig Sehen von Doppelbildern
- Bewegungseinschränkung des betroffenen Auges durch eine Muskelverletzung. Bricht der Knochen am unteren Rand der Augenhöhle (Blow-out-Bruch), kann sich einer der Muskeln, die für die Beweglichkeit des Augapfels verantwortlich sind, im Bruchspalt einklemmen und den Glaskörper in die Augenhöhle ziehen.
- Massive Blutung durch Eröffnung einer Arterie oder Vene
- Durch entsprechende Krafteinwirkung kann es auch zu einer Gehirnerschütterung kommen (siehe Kapitel »Gehirnerschütterung«, Seite 46 ff.).

Sofortmaßnahmen bei stumpfen Verletzungen ohne Blutungsgefahr
- Druckverband mit steriler Kompresse
- Kältetherapie
- Sitzende oder stehende Position des Patienten, da im Liegen der Bluterguss auf die hinter dem Auge verlaufenden Gefäße und Nerven drückt

Sofortmaßnahmen bei offenen Verletzungen

- Druckverband mit steriler Kompresse; steckt ein Fremdkörper im Auge oder in der Umgebung, diesen dringend dort belassen und den Verband um den Fremdkörper anlegen.
- Seitenlage des Patienten, damit das Blut abfließen kann
- Bei Schnittverletzung der Umgebung (Augenlid, Augenbraue) keine Salbenverbände, da sich die Wundreinigung bei einer eventuellen Naht schwierig gestaltet und die Wundheilung negativ beeinflusst werden kann.

Weiterführende Maßnahmen vom Arzt oder medizinisch ausgebildeten Fachpersonal

- Eine Pupillenkontrolle mit einer Lichtquelle auf Weite, Seitendifferenz und Reaktion hilft, die Ausmaße des Defektes zu verifizieren.
- Ist der Erguss, der das Auge umgibt, sehr prall, empfehlen wir einen kleinen Schnitt (ausschließlich vom Arzt durchzuführen) am Ober- oder Unterlid zur Entlastung des Glaskörpers und der umgebenden Strukturen, um Druckschäden zu vermeiden.
- Befindet sich ein Fremdkörper im Auge, sollte dieser steril vom Augenarzt entfernt werden.
- Ist eine Kontrolle des Augenhintergrunds nicht möglich, empfehlen wir eine Computertomografie zur Lokalisation des Fremdkörpers.

Vorbeugung

Eine Kopfbedeckung mit entsprechendem Seiten- und Frontschutz (Eishockeyhelm) sollte einen ausreichenden Schutz gegen eine Verletzung der Augen darstellen. Ansonsten sollte generell eine Sportbrille mit bruchsicheren Gläsern getragen werden.

Grünholzbruch beim jugendlichen Sportler

Spezieller Knochenbruch in der Jugend

Der Knochen des Jugendlichen (bis zum Pubertätsbeginn) ist von einer sehr dicken Knochenhaut umgeben. Kommt es zum Bruch des Knochens, wird er von der Knochenhaut fixiert und ist stabiler als der Bruch im Erwachsenenalter. Im Röntgenbild tritt dieser oft nur als Abhebung der Knochenhaut (wie ein abgeknicktes Stück Grünholz) in Erscheinung. Durch das Zusammenhalten des Bruches durch die Knochenhaut sind die Schmerzen in der Regel deutlich geringer ausgeprägt, was häufig zur Fehlinterpretation der Verletzung führt. Die gute Durchblutung und der aktive Stoffwechsel des jugendlichen Knochens garantieren eine deutlich schnellere Bruchheilung als beim Erwachsenen.

Häufigste Lokalisationen

- Oberarm
- Handgelenk
- Finger
- Außenknöchel
- Mittelfuß

Symptome
- Schmerzen (oft gering ausgeprägt)
- Schwellung
- Schonhaltung
- Mögliche Fehlstellung (z. B. Bajonettstellung des Unterarms beim Bruch des unteren Anteils der Speiche)

Sofortmaßnahmen

Erste Hilfe bei Grünholzbrüchen

- Eine Kontrolle der Durchblutung (Hauttemperatur), Motorik (Beweglichkeit) und Sensibilität (Empfinden der Haut) sollte bei jeder Verletzung routinemäßig durchgeführt werden (siehe auch Seite 17).
- Die Kältetherapie verhindert eine Schwellungszunahme (und bei adäquater Durchführung einen schwellungsbedingten Hautschaden) und bewirkt eine Schmerzlinderung.
- Eine konsequente Hochlagerung unterstützt den Rückstrom des angestauten Blutes Richtung Herz.

Weiterführende Maßnahmen vom Arzt oder medizinisch ausgebildeten Fachpersonal
- Sichere Lagerung der verletzten Gliedmaße in verformbarer Schiene für den Transport
- Standardmäßige Röntgenaufnahmen in zwei Ebenen
- Gips oder Schiene für drei bis vier Wochen für eine optimale Bruchheilung
- Eventuell operative Korrektur und Stabilisierung des Bruches

Inneres Stresssyndrom am Schienbein

Überlastung des Schienbeins

Durch Überlastung oder Fehlbelastung werden Schmerzen im Bereich der Unterschenkelinnenseite verursacht. Das Beschwerdebild gestaltet sich belastungsabhängig mit Verschlechterung unter sportlicher Aktivität und Besserung in Ruhe. Das Syndrom ist zum Saisonbeginn häufiger zu beobachten.

Ursachen
- Neues Schuhwerk mit ungewohnter Belastungssituation für das Gewebe
- Neue Trainingsmethoden, an die sich die Strukturen noch nicht adaptiert haben
- Neuer Bodenbelag
- Veränderungen des Körpergewichts
- Verkürzte Wadenmuskulatur mit vermehrter Tendenz zum Spitzfuß und folglich Überlastung der inneren streckseitigen Sehnen im Unterschenkel und Reizung der Knochenhaut auf der Vorder- und Innenseite des Unterschenkels
- Instabilität des Innenbands im Sprunggelenk

Sportarten mit erhöhtem Verletzungsrisiko
Laufsportarten mit Sprungkomponente (Hürdenlauf)
Fußball (Schuhwerk mit Spikes)

Eislaufen und Eishockey (bei unzureichender Koordination; Verlagerung des Oberkörpers nach vorn, um sich auf dem Vorderrand der Schlittschuhe abzustützen, führt zu vermehrtem Kontakt und Reizung der hier lokalisierten Strukturen; diese Tendenz wird durch einen Knick-Senk-Fuß verstärkt)

Symptome

Drei Stadien des Stresssyndroms

Phase I (Akutstadium): Ein lokaler Schmerz tritt auf der Vorder- und/oder Innenseite des Unterschenkels in Sprunggelenknähe zunächst bei Belastungsbeginn auf und verschwindet in Ruhe. In diesem Stadium ist das Krankheitsbild harmlos und durch entsprechende Maßnahmen noch leicht therapierbar.
Phase II (chronisches Stadium): Werden die Beschwerden in der Frühphase verharmlost und nicht entsprechend therapiert, kann die Erkrankung in ein chronisches Stadium übergehen. Die Schmerzen treten hier permanent in Erscheinung und verschwinden auch in den Ruhephasen nicht. Ein quälender Nachtschmerz mit lokaler Überwärmung des betroffenen Gebietes kann gehäuft auftreten.
Phase III (Spätstadium): Unter der schmerzbedingten Schonung findet die Bewegung in den Gelenken des betroffenen Beines nicht in den üblichen Ausmaßen statt, sodass der Kapsel-Band-Apparat in den Gelenken nicht ausreichend gedehnt wird und dadurch schrumpft. In diesem Stadium können überlastungsbedingte Veränderungen in den angrenzenden Gelenken auftreten (Ursache-Folge-Kette).

Sofort- und weiterführende Maßnahmen

Stadienabhängige Behandlung

Phase I: Beim erstmaligen Auftreten der Beschwerden ist ein sofortiges konsequentes Handeln notwendig. Bis zum völligen Verschwinden der Beschwerden sollte kein Sport getrieben werden. Lokale Kälte- und Salbentherapie (abwechselnde Kälte- und Wärmezufuhr fördert die Durchblutung und damit den Heilungsprozess). Eine Schuhkontrolle durch den Facharzt und eine digitale Laufanalyse in Einrichtungen mit entsprechender Spezialisierung (Leistungszentren, ausgewählte Orthopädietechniker) sind notwendig. Dehnungsübungen bei verkürzter Wadenmuskulatur sollten im Therapieprogramm des erfahrenen Physiotherapeuten integriert sein. Koordinationsübungen bei Instabilität der Bänder im Sprunggelenk sind ebenso sinnvoll wie eine Einlagenversorgung bei mangelhaft ausgebildetem Fußgewölbe. Die bildgebende Diagnostik (Röntgen, Kernspintomografie mit Kontrastmittel) zur genauen Lokalisation der Veränderungen ist unserer Erfahrung nach zur gezielten Therapie unumgänglich.
Phase II: In diesem Stadium hat sich die Entzündung bereits in den Strukturen festgesetzt. Eine konsequente Ruhigstellung im Spezialschuh (Walker-Schuh) in Neutral-Null-Position für zwei bis drei Wochen unter Einnahme von entzündungshemmenden Medikamenten für mindestens zwei Wochen (durch den behandelnden Arzt zu verordnen) ist erfahrungsgemäß erforderlich. Außerdem ist eine Teilbelastung (mit 10 bis 20 Kilogramm Körpergewicht) unter Zuhilfenahme von Unterarmstützkrücken sinnvoll, um den Strukturen die Möglichkeit einer kompletten Regeneration zu ermöglichen.
Phase III: Die Therapie in diesem Stadium verläuft relativ kompliziert und sollte ein Gesamtkonzept für alle betroffenen Gebiete unter der Leitung eines erfahrenen Sportphysiotherapeuten unter Einbeziehung des Sportmediziners beinhalten.

Vorbeugung

- Ein langsamer Trainingsbeginn nach der Trainingspause gewährleiset eine langsame Adaptation an die gesteigerte Belastungssituation.
- Stabilisierende Übungen für Sprung- und Kniegelenke bei bestehender Instabilität sollten die Voraussetzung für ein gezieltes Aufbautraining darstellen.
- Bei Bedarf sollte sich der Sportler Einlagen verschreiben lassen.
- Sportkarenz muss beim erstmaligen Auftreten der Beschwerden eingehalten werden, um eine Chronifizierung zu vermeiden.
- Ein generelles Dehnungskonzept unter Berücksichtigung der kausalen Zusammenhänge zwischen den einzelnen Körperregionen sollte in jedem Trainingsprogramm integriert sein.

Kehlkopfverletzung

Die alleinige Verletzung des Kehlkopfs ist selten und wird häufig in Zusammenhang mit spitzen Gegenständen (Schlittschuh beim Eishockey) beobachtet. Meistens handelt es sich um eine Kombinationsverletzung mit Beteiligung der Halsgefäße und anderer Strukturen.

Symptome

Beschwerden bei Kehlkopfverletzungen

- Das häufigste Beschwerdebild ist eine Heiserkeit mit spezifischem Engegefühl im Hals.
- Ein begleitender Bluterguss mit Schwellung kann zusätzlichen Druck ausüben und ein Gefühl von Atemnot vermitteln.
- Schmerzen bei der Seitwärtsdrehung und Seitneigung des Halses können ein Indiz für eine Muskelüberdehnung oder einen Muskelfasereinriss in einem der vielen Muskeln der Halsregion darstellen.
- Gelegentlich kommt es nach starker Prellung des Kehlkopfs zu einem Verschluss der oberen Atemwege (durch eine Reflexreaktion). Dies ist ein Notfall, der fachgerechte Behandlung erfordert! Sofort den Notarzt verständigen!
- Bei Mitverletzung der Halsschlagader kann es zu einer Minderversorgung des Gehirns mit Sauerstoff und damit zu Symptomen eines Schlaganfalls kommen (Halbseitenlähmung, Orientierungsstörung, Schwindel und Übelkeit, kurzzeitiger Gedächtnisverlust). Dies ist ebenfalls ein lebensbedrohlicher Notfall!
- Reißt die Wand eines großen Blutgefäßes ein, kann die dadurch bedingte Minderdurchblutung des Gehirns zu einem dauerhaften Schaden und im schlimmsten Fall zum Hirntod führen.

Sofortmaßnahmen

Lebenswichtige Erste Hilfe

- Handeln Sie bei Verdacht auf eine Kehlkopfverletzung rasch, verständigen Sie sofort den Rettungsdienst und sorgen Sie für einen Transport des kreislaufstabilen Patienten in ein Krankenhaus.
- Bei **Kreislaufinstabilität** (Schwindel, Bewusstseinstrübung oder Bewusstlosigkeit, Übelkeit oder Erbrechen, rasche Pulsfolge) gilt es zunächst, die lebenserhaltenden Funktionen des Verletzten durch Erste-Hilfe-Maßnahmen sicherzustellen.

Lebensrettende Maßnahmen

- Bei **Bewusstlosigkeit** ist die Lagerung in der stabilen Seitenlage unter Freihaltung der Atemwege bis zum Eintreffen des Notarztes wichtig. Es sollte der Versuch unternommen werden, den Betroffenen durch lautes Ansprechen oder einen Schlag auf die Wange zu wecken.
- Ist eine **offene Verletzung der Halsschlagader** erfolgt, sollte bis zum Eintreffen des Notarztes ein Kompressionsverband aus vielen sterilen Kompressen mit ständigem Druck auf die verletzte Stelle gepresst werden.
- Hat sich ein **Bluterguss** gebildet, legen Sie kalte Kompressen auf die Stelle, um eine voranschreitende Schwellung zu verhindern und die Schmerzsymptomatik zu lindern. Auch eine Blutergusssalbe, die in jeder Apotheke erhältlich ist, kann in Kombination mit einem Kompressionsverband aufgetragen werden.
  Wir empfehlen das Tragen einer weichen Halsschiene bis zum völligen Rückgang des Hämatoms.

Weiterführende Maßnahmen vom Arzt oder medizinisch ausgebildeten Fachpersonal
Nach Ablauf der ersten 24 Stunden sollten anhaltende Beschwerden aller Art einer ärztlichen Kontrolle zugeführt werden. Besteht die Heiserkeit nach einer Prellung der Halsregion noch nach einigen Tagen, empfehlen wir den Besuch beim Hals-Nasen-Ohren-Facharzt.

Vorbeugung
Eine Vorbeugung kann ausschließlich durch ausreichenden Schutz in der Sportausrüstung gewährleistet werden (Halsprotektoren)!

Kiefersperre und Kieferklemme

Unterschied Kiefersperre und -klemme

Man unterscheidet zwischen der Kiefersperre (Unfähigkeit, den geöffneten Mund wieder zu schließen) und der Kieferklemme (Unfähigkeit, den geschlossenen Mund zu öffnen). Sportmedizinisch relevant ist jedoch nur die Kiefersperre.

Kiefersperre: Die Verrenkung im Kiefergelenk erfolgt in der Regel bei leicht geöffnetem Mund. Durch die erhöhte Spannung der Kiefermuskulatur ist eine Selbsteinrenkung ohne Hilfeleistung vom Fachmann schwierig. Ein ähnliches Beschwerdebild kann durch einen Bruch des Unterkieferhalses oder Unterkieferköpfchens verursacht werden. Die schmerzbedingte Schonhaltung wird häufig mit einer Verrenkung verwechselt.
Kieferklemme: Eine Entzündung im Kiefergelenk oder eines Weisheitszahns führt zum reflektorischen (reflexbedingten) Krampf der Kaumuskulatur mit der Unfähigkeit, den Mund zu öffnen.

Sportarten mit erhöhtem Verletzungsrisiko
- Kampfsport
- Motorsport
- American Football, Rugby, Eishockey

Kiefersperre

Symptome der Kiefersperre
- Verharren des Mundes in leicht geöffneter Position
- Massive Schmerzen, einerseits durch die Verrenkung, andererseits durch den Muskelkrampf bedingt, der mit der Dauer der Verrenkung zunimmt
- Schmerzzunahme beim Versuch durch einen Helfer, den Kiefer zu bewegen

Sofortmaßnahmen
- Die Fixierung eines Dreiecktuchs am Unterkiefer und dessen Verknotung am Kopf hat sich in der Praxis bewährt.
- Sehr hilfreich ist eine Wärmetherapie, um die Kiefermuskulatur zu entspannen.

Weiterführende Maßnahmen vom Arzt oder medizinisch ausgebildeten Fachpersonal
- Gabe von schmerzstillenden Medikamenten
- Standardmäßiges Röntgen zur Diagnosesicherung und zum Ausschluss eines Bruches
- Fachgerechte Einrenkung durch den Griff nach Hippokrates (nur vom Fachmann durchzuführen!)

Vorbeugung
Eine solide Kopfbedeckung mit stabilem Kieferschutz, wie sie im American Football zum Einsatz kommt, ist Voraussetzung für die Vermeidung derartiger Verletzungen.

Kniegelenkverletzungen

Das gefährdete Kniegelenk

Das Kniegelenk ist eines der am häufigsten verletzten Gelenke bei Sportlern. Übermäßige Einwirkung von Scher- (seitlich auf das Gelenk einwirkende Kräfte) und Drehkräften, aber auch eine Überstreckung und/oder ausladende Beugung sowie direkt einwirkende Kräfte (Schlag) können eine Verletzung des Knies herbeiführen. Die Verletzungsraten einzelner Komponenten des Gelenks stehen in Korrelation zu unterschiedlichen Ereignissen, die zur Verletzung der jeweiligen Struktur führen. Während z. B. der Schaden des vorderen Kreuzbands, mit oder ohne Beteiligung anderer Strukturen (Innenband, Meniskus), überdurchschnittlich häufig beim Sport passiert, besteht bei Verletzungen des hinteren Kreuzbands eher ein Zusammenhang mit alltagsspezifischen Ereignissen (z. B. Verkehrs- oder Arbeitsunfall).

Anatomie und Funktion

Aufbau des Kniegelenks

Das Kniegelenk setzt sich hauptsächlich aus knöchernen Anteilen, der Gelenkkapsel, den stabilisierenden Bändern und dem Meniskus zusammen.

Knöcherne Anteile
- Oberschenkelknochen
- Schienbein

- Wadenbein (stellt keine Gelenkgrenze dar, dient lediglich als Ansatzpunkt für Gelenkkapsel und Außenband)
- Kniescheibe

Der gesamte gelenkbildende Knochen ist mit Knorpel überzogen.

Kniescheibe: Sie wird vom Oberschenkelmuskel zur Entwicklung einer Hebelkraft benutzt, um einerseits das Gelenk zu strecken und andererseits das Bein hochzuheben. Der Muskel spannt sich seitlich der Kniescheibe als sogenanntes inneres und äußeres *Retinakulum* auf, hält damit die Kniescheibe zentral und läuft als Kniescheibenband zum Unterschenkel, um dort anzusetzen. Durch die extremen Kräfte, die hier einwirken, sind Überlastungsreaktionen im Gelenk zwischen Oberschenkelknochen und Kniescheibe sehr häufig.

Stabilisierende Bänder

Die Bänder

Außenband: Dieses Band spannt sich am äußeren Seitenrand zwischen Oberschenkelknochen und Wadenbeinköpfchen. Es stabilisiert das Gelenk gegen ein Aufklappen des Unterschenkels nach innen und limitiert die Drehbewegung des Unterschenkels ebenfalls nach innen.

Innenband: Es spannt sich am inneren Seitenrand zwischen Oberschenkelknochen und Schienbein. Es stabilisiert das Gelenk gegen ein Aufklappen des Unterschenkels nach außen und limitiert die Drehbewegung des Unterschenkels ebenfalls nach außen.

Vorderes Kreuzband: Es besteht aus zwei Bündeln, dem vorderen inneren Bündel, das die Vorwärtsbewegung des Unterschenkels gegenüber dem Oberschenkel nach vorn (»vordere Schublade«) begrenzt, und dem hinteren äußeren Bündel, das die Drehbewegung des Unterschenkels gegenüber dem Oberschenkel (erzielt ihr Funktionsmaximum zwischen 0- und 30-Grad-Beugung) begrenzt.

Hinteres Kreuzband: Diese Band spannt sich im Gelenk zwischen Schienbein (hinten-innen) und Oberschenkelknochen (vorn-außen), es begrenzt die Rückwärtsbewegung des Unterschenkels gegenüber dem Oberschenkel (sogenannte »hintere Schublade«).

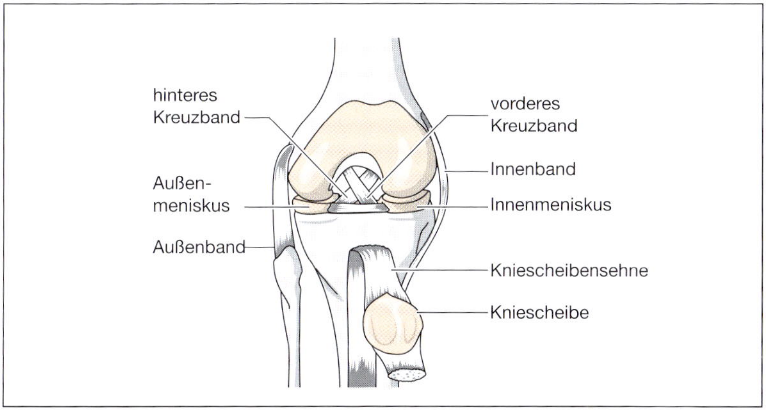

Aufbau des rechten Kniegelenks von vorn gesehen (Kniescheibensehne mit Kniescheibe nach unten geklappt)

Meniskus

Die Menisken

Der Meniskus ist ein scheibenförmiges Gebilde, das auf dem Plateau des Schienbeins aufliegt. Er ist seitlich mit der Gelenkkapsel und teilweise mit den Seitenbändern verwachsen. Das Material ist elastisch, und der innere Rand frei beweglich. Man unterscheidet zwischen dem **Innenmeniskus** (Material ist widerstandsfähiger, da die Hauptbelastung im inneren Gelenkspalt lokalisiert ist) und dem **Außenmeniskus** (weist am Hinterrand eine Lücke zur Gelenkkapsel für den *Popliteus*-Muskel auf, der zum Wadenbeinköpfchen zieht und einen wichtigen Stabilisator außen und hinten darstellt). Der Meniskus ist ein »Stoßdämpfer« im Kniegelenk und ist durch die Verbindung zur Gelenkkapsel und zu den Seitenbändern ein wichtiger Stabilisator. Mit zunehmendem Alter und durch erhöhte sportliche Aktivität nimmt die Substanz des Meniskus ab und Defekte häufen sich.

Ursachen

Verletzung des vorderen Kreuzbands

Verletzungsursachen

- Streckung im Kniegelenk mit gleichzeitiger Drehbewegung des Unterschenkels nach innen. Klappt der Unterschenkel zusätzlich nach innen auf (O-Bein-Stellung), kann eine kombinierte Verletzung von vorderem Kreuzband, äußerem Seitenband sowie äußerem hinterem Kapselanteil auftreten.
- Aufklappbewegung des Unterschenkels nach außen (X-Bein-Stellung) mit gleichzeitiger Drehbewegung des Unterschenkels nach außen. Diese Bewegung geht häufig mit einer zusätzlichen Verletzung von innerem Seitenband, innerer Kapsel und Innenmeniskus einher.

Verletzung des hinteren Kreuzbands

- Übermäßige plötzliche, unerwartete Streckung im Kniegelenk mit zusätzlicher Krafteinwirkung von innen oder außen
- Übermäßige Beugung mit zusätzlicher Krafteinwirkung von innen oder außen
- Schädigung durch einen Schlag gegen die obere Vorderseite des Unterschenkels bei gebeugtem Kniegelenk

In der Regel handelt es sich bei Bänderschäden um kombinierte Verletzungen mit Verrenkung oder Teilverrenkung des Kniegelenks.

Verletzung des inneren Seitenbands und des Innenmeniskus

- Aufklappen des Unterschenkels nach außen (X-Bein-Stellung)
- Drehbewegung des Unterschenkels nach außen
- Diese beiden Bewegungen können auch in Kombination zur Verletzung des inneren Seitenbands und/oder des Innenmeniskus führen.

Verletzung des äußeren Seitenbands und des Außenmeniskus

- Aufklappen des Unterschenkels nach innen (O-Bein-Stellung)
- Drehbewegung des Unterschenkels nach innen
- Diese beiden Bewegungen können auch in Kombination zur Verletzung des äußeren Seitenbands und/oder des Außenmeniskus führen.

Faktoren, die eine Verletzung begünstigen

Verletzungsrisiko für das Kniegelenk

- Beinachsenfehlstellung (X-Bein, O-Bein)
- Mangelhaft ausgeprägte Oberschenkelmuskulatur (ein Großteil der Kniegelenksstabilität erfolgt auf muskulärer Basis)
- Verkürzte Oberschenkelmuskulatur (mangelhafte Dehnung), wodurch die Spannung im Gelenk zunimmt und der Knorpelabrieb steigt
- Schlecht ausgeprägte koordinative Fähigkeiten
- Bandinstabilität in den angrenzenden Gelenken (oberes Sprunggelenk)
- Mangelhaft ausgeprägtes Fußgewölbe
- Generelle Bandschwäche auf hormoneller Ebene (insbesondere junge Mädchen in der Pubertät)
- Ungeeignetes Schuhwerk
- Schlechte Technik (z. B. falsch antrainierte Schusstechnik bei Fußballspielern, mangelhafte Carving-Technik beim Skifahren)
- Zu kurzes Aufwärmen vor dem Sport

Bodenbelag

Der Bodenbelag spielt ebenfalls eine wesentliche Rolle in der Begünstigung von Kniegelenkverletzungen. Ein Hallenbelag (Gummi, Holz), auf dem eine Ausweichmöglichkeit (Wegrutschen des gesamten Beines mit Minderung der Krafteinwirkung auf das Kniegelenk) ausbleibt, erhöht die Verletzungsgefahr deutlich. Der Belag stoppt die Bewegung vom Fuß und Unterschenkel, während sich der Oberschenkel über die reguläre Bewegungsgrenze hinausdreht.

Sportarten mit erhöhtem Verletzungsrisiko

Gefährliche Sportarten

- »Stop-and-go«-Sportarten (rasche Beschleunigung mit abruptem Stopp, z. B. Tennis, Badminton, Basketball, Volleyball, Handball, Fußball)
- Kampfsportarten
- Skifahren (bei Einwirkung großer Scher- und Drehkräfte auf das Kniegelenk); seit der Markteinführung der Carving-Modelle hat die Verletzungsrate im Kniegelenk zugenommen. Die neue Fahrtechnik erlaubt größere Bewegungsausmaße, wodurch zwar eine Fahrerleichterung stattfindet, gleichzeitig aber auch eine erhöhte Verletzungsgefahr entsteht.

Die schwersten Verletzungen des Kniegelenks werden bei folgenden Sportarten beobachtet:

- Skifahren
- Wasserskifahren
- Trampolinspringen

Symptome und Beurteilung

Äußerliche Beurteilung im Seitenvergleich

- Schwellung
- Bluterguss
- Position der Kniescheibe
- Hautdefekt (Abschürfung oder tiefer Defekt)

- Rötung
- Beinachse

Tastbefund
Im oder außerhalb des Gelenks können **Schwellungen** auftreten. Die **Beweglichkeit und Position der Kniescheibe** geben Hinweise auf die Art der Verletzung:
- Kniescheibe nach innen versetzt deutet auf einen Riss des äußeren Halteapparats.
- Kniescheibe nach außen versetzt deutet auf einen Riss des inneren Halteapparats.
- Kniescheibe nach oben versetzt deutet auf einen Riss des Kniescheibenbands.
- Kniescheibe nach unten versetzt deutet auf einen Riss des Oberschenkelmuskels oberhalb der Kniescheibe.

Schmerzpunkte am inneren und am äußeren Kniegelenkspalt

Schmerzpunkte am inneren Gelenkspalt	Schmerzpunkte am äußeren Gelenkspalt
Über dem Innenmeniskus	Über dem Außenmeniskus
Über dem Innenband	Über dem Außenband
Über dem inneren Halteapparat der Kniescheibe	Über dem äußeren Halteapparat der Kniescheibe
Direkt am Oberschenkel- oder Unterschenkelknochen (Knochenprellung)	Am Oberschenkel- oder Unterschenkelknochen (Knochenprellung)

Schmerzursachen am Kniegelenk

Mögliche Schmerzursachen am Kniegelenk			
Vor der Kniescheibe	**In der Kniekehle**	**Oberhalb der Kniescheibe**	**Unterhalb der Kniescheibe**
Prellung der Kniescheibe	Verletzung des hinteren Kreuzbands	Verletzung des Oberschenkelmuskels	Verletzung des Kniescheibenbands
Bruch der Kniescheibe	Verletzung des hinteren Meniskusanteils (innen oder außen)	Reizung oder Einblutung des Schleimbeutels	Reizung oder Einblutung des Hoffa'schen Fettkörperchens im Gelenk
Reizung oder Einblutung des Schleimbeutels	Gefäßverletzung		
	Verletzung der rückseitigen Muskulatur		
	Läsion der hinteren Gelenkkapsel		
	Ausbildung von Zysten in der Kniekehle		

Beurteilung der Kniescheibe
Hochheben des gestreckten Beines nicht möglich: Dies passiert, wenn ein Querbruch der Kniescheibe mit Verschiebung der Bruchanteile vorliegt. Hier ist eine

Kontinuitätsunterbrechung in der Kniescheibe tastbar (siehe »Knochenbrüche«, Seite 77 ff.). Beim Riss des Oberschenkelmuskels oberhalb der Kniescheibe lässt sich ein Kniescheibentiefstand erkennen, beim Riss des Kniescheibenbands hingegen ein Kniescheibenhochstand.

Seitwärtsverschiebung der Kniescheibe: Bei einer Verrenkung der Kniescheibe (siehe »Verrenkung der Kniescheibe«, Seite 137 ff.) nach innen oder außen kommt es zum Einriss der inneren oder äußeren Haltevorrichtung. In so einem Fall ist die Verschiebbarkeit der Kniescheibe nach innen oder außen deutlich vergrößert.

Tests zur Erkennung einer Verletzung
Die folgenden Testmethoden haben sich in der klinischen Diagnostik des Kniegelenks etabliert.

Vorderes Kreuzband
Lachmann-Test: Der Patient befindet sich in Rückenlage, das Knie des Untersuchers liegt unterhalb des Oberschenkels des Patienten. Es folgt ein Fixieren des Oberschenkels oberhalb der Kniescheibe mit der dem Patientenkopf zugewandten Hand, Umgreifen des Patientenunterschenkels am Hinterrand mit der dem Patientenfuß zugewandten Hand und Durchführung einer Vorwärtsbewegung des Unterschenkels gegenüber dem Oberschenkel. Die Untersuchung erfolgt immer im Seitenvergleich. Beurteilt werden die Bewegungsausmaße und die Qualität des Anschlags (beim intakten vorderen Kreuzband ein fester Anschlag, beim Kreuzbandriss ein weicher Anschlag).

Vordere Schublade in 90-Grad-Beugung: Der Patient befindet sich in Rückenlage mit 90-Grad-Beugung im Kniegelenk. Der Untersucher setzt sich auf den leicht nach außen gedrehten Fuß des Patienten, um ein Abrutschen zu verhindern. Der Unterschenkel wird mit beiden Händen am Hinterrand gefasst und der Unterschenkel gegenüber dem Oberschenkel nach vorn bewegt. Die Untersuchung erfolgt im Seitenvergleich. Beurteilt werden die Bewegungsausmaße und die Qualität des Anschlags.

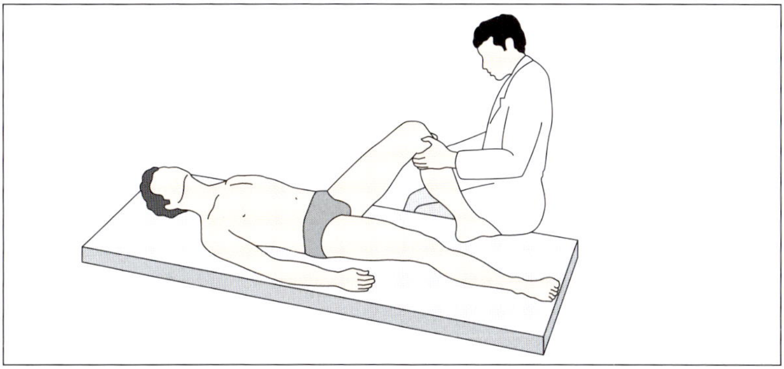

Vorderer-Schubladen-Test zur Beurteilung der Stabilität des vorderen Kreuzbands

Pivot-Shift-Test (Dreh-Schuhbladentest): Auch hier ist der Patient in Rückenlage, der Untersucher fasst das im Kniegelenk in 60 Grad gebeugte betroffene Bein. Der Knöchel wird zwischen Oberarm und Stamm fixiert, das Kniegelenk mit der körperfernen Hand in die X-Position gedrückt. Aus dieser starren Haltung wird das Kniegelenk nun gestreckt. Liegt ein Riss des vorderen Kreuzbands vor, lässt sich der Unterschenkel gegenüber dem Oberschenkel in einer leichten Drehbewegung aus dem Gelenk teilverrenken (positiver Pivot-Shift). Die Voraussetzung zur Durchführung dieses Tests ist ein intaktes Innenband.

Hinteres Kreuzband

Hintere Schublade in 90-Grad-Beugung: Bei dieser Testmethode gleicht die Ausgangsposition der des vorderen Schubladentests (siehe Seite 63). Nun wird der Unterschenkel nach hinten gedrückt. Beurteilt werden die Anschlagqualität und das Bewegungsausmaß im Seitenvergleich. Bei einem Riss des hinteren Kreuzbands ist eine deutliche Schubladenbewegung nach hinten ohne festen Anschlag zu spüren.

Reversed Pivot-Shift-Test: Der Patient befindet sich in Rückenlage. Das Bein ist im Kniegelenk 60 Grad gebeugt und der Unterschenkel gegenüber dem Oberschenkel nach außen gedreht. Mit der körperfernen Hand drückt der Untersucher von außen auf das Kniegelenk, sodass dieses in eine X-Stellung gelangt. Aus dieser Position wird das Kniegelenk gestreckt. Ist das hintere Kreuzband gerissen, kann ein Schnappgeräusch mit einer Einrenkbewegung des Unterschenkels ausgelöst werden (positiver Reversed Pivot-Shift).

Stabilitätskontrolle in Bauchlage: Der Patient liegt auf dem Bauch mit 90-Grad-Beugung in den Kniegelenken. Der Untersucher steht am Fußende der Untersuchungsliege, fasst beide Füße des Patienten und dreht sie gleichzeitig nach außen. Eine vermehrte Drehbewegung nach außen von 5 Grad im Vergleich zur Gegenseite deutet auf eine Verletzung des hinteren Kreuzbands hin.

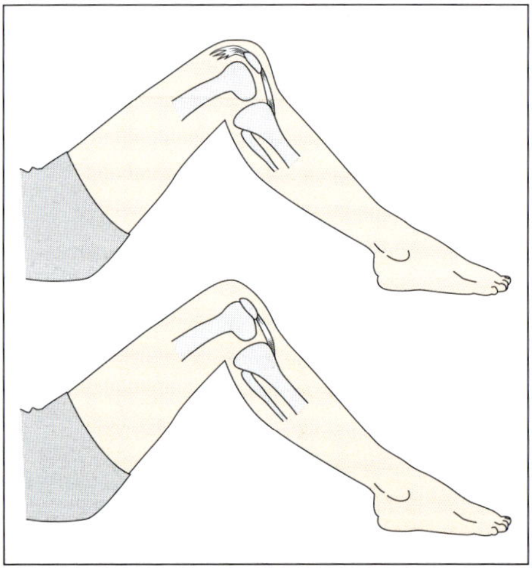

Oben: Durchhangtest – Unterschenkel hängt nach hinten durch. Unten: Oberschenkelanspannungstest – der durchhängende Unterschenkel schiebt beim Anspannen des Oberschenkels etwas nach vorn.

Durchhangtest: Der Patient befindet sich in Rückenlage, die Füße sind aufgestellt, die Knie im 90-Grad-Winkel gebeugt. Liegt ein hinterer Kreuzbandriss vor, hängt der Unterschenkel des betroffenen Beines nach hinten durch.

Oberschenkelanspannungstest: Der Patient nimmt die gleiche Position wie beim Durchhangtest ein. Der nach hinten durchhängende Unterschenkel zeigt beim Anspannen des Oberschenkelmuskels eine deutliche Vorwärtsbewegung im Seitenvergleich.

Innenmeniskus

O-Bein-Stresstest bei gebeugtem Knie: Der Patient befindet sich in Rückenlage mit maximaler Drehbewegung im Hüftgelenk nach außen und im 90-Grad-Winkel gebeugten Kniegelenk (dadurch klappt der innere Gelenkspalt zu und der Innenmeniskus wird zusammengedrückt). Zusätzlich wird mit einem Finger der freien Hand Druck auf den Innenmeniskus ausgeübt. Bei einer Meniskusverletzung spürt der Patient einen Schmerzreiz.

Tests auf Innenmeniskusverletzung

Einklemmungsschmerz bei maximaler Beugung und Streckung: Der eingerissene Meniskus wird bei maximaler Beugung sowie gleichzeitiger Streckung zwischen Oberschenkel und Unterschenkel eingeklemmt und löst dabei große Schmerzen aus.

Vorsicht bei eingeklemmtem Meniskus

Ein eingerissener und bereits eingeklemmter Meniskus führt zu einer Bewegungsunfähigkeit im Gelenk mit deutlicher Einklemmungssymptomatik. Dies stellt aus chirurgischer Sicht einen Notfall dar, da in der Regel ein großer Teil des Meniskus betroffen ist, der durch eine sofortige Operation eventuell gerettet werden kann. So würde auch ein irreparabler Knorpelschaden verhindert, der durch den eingeklemmten Meniskusteil verursacht werden kann.

Außenmeniskus

X-Bein-Stresstest bei gebeugtem Knie: Der Patient liegt auf dem Rücken, das Hüftgelenk ist maximal nach innen gedreht, das Kniegelenk zwischen 60 und 90 Grad gebeugt und mit der freien Hand in die X-Stellung gedrückt. Mit einem Finger wird Druck auf den Außenmeniskus ausgeübt. Ist dieser verletzt, gibt der Patient einen Schmerzreiz an.

Tests auf Außenmeniskusverletzung

Einklemmungsschmerz bei maximaler Beugung und Streckung: siehe Innenmeniskus

Innenband

X-Bein-Stresstest: Der Patient befindet sich in Rückenlage. Mit einer Hand fixiert der Untersucher das Kniegelenk von außen, während er mit der anderen Hand den Unterschenkel am Innenrand fasst. Nun drückt er das Bein in die X-Position und dehnt damit das Innenband. Dies erfolgt in gestreckter Position und in 20-Grad-Beugestellung (siehe Grafik Seite 66 links bzw. rechts).

Test auf Innenbandverletzung

Die Aufklappbarkeit im Gelenk gibt den Schweregrad der Verletzung an:

- Grad 0: Zerrung, keine Aufklappbarkeit
- Grad I: 1 bis 4 Millimeter aufklappbar
- Grad II: 5 bis10 Millimeter aufklappbar
- Grad III: 10 bis 15 Millimeter aufklappbar

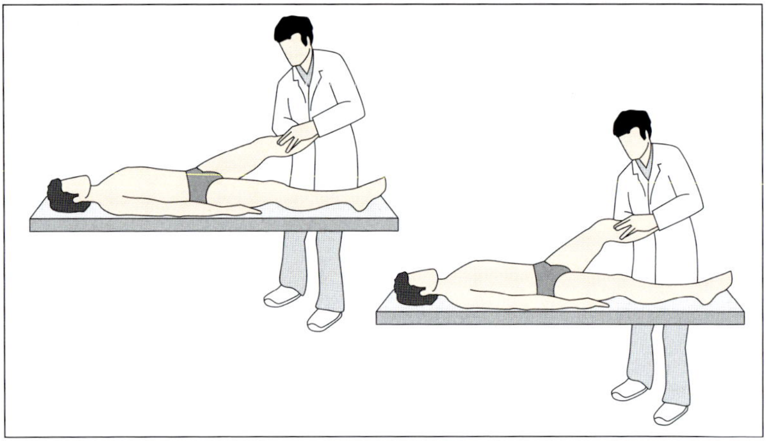

X-Bein-Stresstest in Streckung (links) und in Beugung (rechts) zur Beurteilung der Schwere einer Innenbandverletzung

Außenband

Test auf Außenbandverletzung

O-Bein-Stresstest: Wie beim X-Bein-Stresstest, nur mit Fixierung des Kniegelenks am Innenrand und Drücken des Beines in die O-Bein-Stellung. Die Einteilung der Schweregrade erfolgt wie beim Innenmeniskus.

Diagnose in der Akutphase

- Innerhalb der ersten 72 Stunden nach der Verletzung ist eine genaue Diagnosestellung aufgrund der Schmerzen und der Schonhaltung nur begrenzt möglich.
- Schwellung **im** Gelenk: Sie kann von einer Schwellung um das Gelenk durch das Phänomen der »tanzenden Kniescheibe« unterschieden werden. Merkmal ist eine deutlich gesteigerte Beweglichkeit der Kniescheibe, die praktisch auf dem Bluterguss im Kniegelenk »tanzt«.
- Schwellung **um** das Gelenk: Kennzeichen sind Schmerz (generalisiert), eventuell Bluterguss, Schonhaltung und Bewegungseinschränkung.

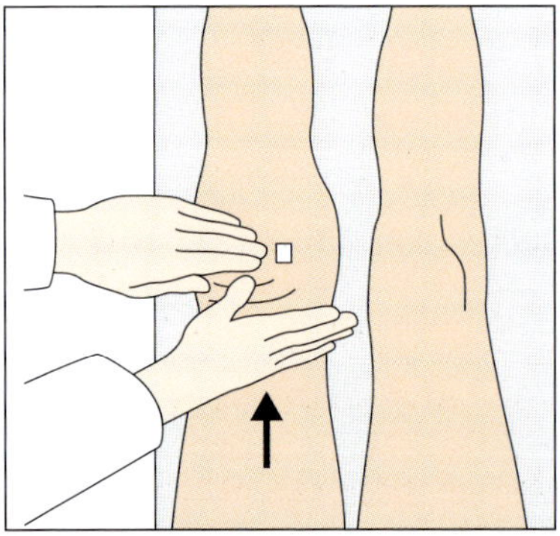

Test der »tanzenden« oder »reitenden« Patella zur Beurteilung eines Kniegelenkergusses

Diagnose in der Subakutphase

In dieser drei bis sieben Tage andauernden Phase nach der Verletzung kann eine genaue Diagnosestellung erfolgen, da die Schmerzen und die Schonhaltung zurückgehen und das Gelenk besser untersucht und beurteilt werden kann.

- Restschwellung
- Bluterguss bereits abgegrenzt
- Schmerz (lokalisiert)
- Instabilitätsgefühl
- Giving-way-Attacken (Einknicken im Kniegelenk oder Wegrutschen des Un-

terschenkels) bei Verletzungen der Kreuzbänder oder bei basisnahen Rissen im Meniskus als Zeichen einer Gelenkinstabilität
- Eventuell angedeutete Achsenfehlstellung des betroffenen Beines bei Grad-III-Verletzungen der Seitenbänder (leichte X-Bein- oder O-Bein-Stellung)

Diagnose in der Spätphase
Diese Phase dauert bis 21 Tage nach der Verletzung. Sollten die Beschwerden nach diesem Zeitraum nicht vollständig verschwunden sein, ist eine gröbere Verletzung der Kniebinnenstrukturen auszuschließen. Ansonsten ist die Diagnosestellung durch die oben beschriebenen Tests wesentlich einfacher als in der Akut- oder Subakutphase.

Sofortmaßnahmen
- Schonung
- Hochlagerung des betroffenen Beines
- Kältetherapie

Maßnahmen des medizinischen Fachpersonals in der Akutphase

Nach der Erstversorgung

- Ruhigstellung in der Schiene (Don-Joy-Orthese) mit oder ohne Sperre der Beweglichkeit ist unserer Erfahrung nach zielführend.
- Eine ausreichende Schmerztherapie (durch den Arzt) erleichtert auch die Untersuchung des Gelenkes.
- Entlastung mit Stützkrücken bis zur sicheren Diagnosestellung (die Belastung kann bei Vorliegen eines Knochenbruchs zur Verschiebung der Bruchfragmente führen und die Notwendigkeit einer operativen Versorgung herbeiführen).
- Eine manuelle Lymphdrainage unterstützt die lokale Durchblutungssituation und fördert unserer Erfahrung nach die Heilungstendenz.
- Liegt ein großer Erguss im Gelenk vor (»reitende« oder »tanzende« Kniescheibe«, Test siehe Grafik Seite 66), sollte dieser von einem kompetenten Arzt unter sterilen Bedingungen punktiert werden. Ein blutiger Gelenkinhalt ist ein sicheres Zeichen für einen Schaden. Sind Fettpartikel dem Punktat beigemengt, liegt mit Sicherheit ein Knochen- und/oder Knorpelschaden vor.

Maßnahmen des medizinischen Fachpersonals in der Subakutphase
- Belastungssteigerung (angepasst an die Stärke der Schmerzen)
- Entsperrung der Schiene möglich
- Lymphdrainage und Hochlagerung bei Bedarf
- Fortführen der Schmerztherapie nach Verordnung durch den Arzt

Weiterführende Maßnahmen vom Arzt oder medizinisch ausgebildeten Fachpersonal
- Röntgen zum Ausschluss einer knöchernen Mitbeteiligung ist unserer Meinung nach notwendig.
- Außerdem empfehlen wir eine Kernspintomografie zur Beurteilung der Gelenkbinnenstrukturen.
- Die Notwendigkeit der operativen Versorgung sollte sich aus der Art der Verletzung und dem Aktivitätsgrad des Patienten ergeben.

Wann das Knie operiert werden muss

Absolute Operationsindikationen

- **Meniskusriss:** Aus unserer Sicht kann der defekte Meniskus einen vermehrten Abrieb des Gelenkknorpels und dadurch einen dauerhaften Defekt verursachen.
- **Akuter Knorpelschaden:** In der Akutphase besteht die Möglichkeit einer Knorpelrefixation.
- **Riss des vorderen Kreuzbands mit anhaltender Instabilität** trotz weitgehender koordinativer Therapie: Ein subjektives Instabilitätsgefühl ist unserer Meinung nach ein Indiz für eine tatsächliche Instabilität im Gelenk und bedarf einer operativen Sanierung, um dauerhafte Knorpelschäden im Gelenk zu vermeiden.
- **Funktionsuntüchtigkeit des hinteren Kreuzbands:** Spezielle Röntgenaufnahmen bringen Gewissheit über die Funktionsfähigkeit des Bandes. Aus der Seitendifferenz, der »hinteren Schublade«, ergibt sich die Notwendigkeit der operativen Therapie.
- **Grad-III-Verletzungen der Seitenbänder:** Sie sollten unserer Erfahrung nach bei sportlich Aktiven operativ versorgt werden, um einerseits die Rehabilitationsphase zu verkürzen und andererseits eine dauerhafte Stabilität des Gelenks zu gewährleisten.
- **Verschobener Querbruch der Kniescheibe:** Die Gefahr der Defektheilung ist hier durch die großen Zugkräfte, die oberhalb und unterhalb der Kniescheibe entstehen, zu hoch.
- **Riss des Kniescheibenbands**
- **Wiederholte Verrenkung der Kniescheibe mit Funktionsuntüchtigkeit des seitlichen Halteapparats:** Jede Verrenkung geht mit der Gefahr eines neuerlichen Knorpeldefekts an der Kniescheibe und im Gleitlager einher.
- **Brüche der gelenktragenden Anteile des Oberschenkel- und/oder Unterschenkelknochens mit Verschiebung der Bruchfragmente**

Vorbeugung

- Optimierung der koordinativen Fähigkeiten unter Berücksichtung der gesamten Beinachse und der angrenzenden Gelenke
- Optimaler Aufbau der Oberschenkelmuskulatur (ein Gleichgewicht zwischen inneren und äußeren Muskelanteilen zum optimalen Gleiten der Kniescheibe im Gleitlager sowie zwischen vorderen und hinteren Muskelanteilen zur Verringerung des Spannungsmoments im Gelenk unter maximaler Belastung, um einen Abrieb des Meniskus und des Knorpels zu vermeiden)
- Maximale Dehnung der gelenkstabilisierenden Muskulatur
- Versorgung mit Sporteinlagen bei mangelhaft ausgeprägtem Fußgewölbe
- Berücksichtigung von häufigen Bandinstabilitäten im Sprunggelenk
- Sportkarenz bei Überlastungszeichen
- Fachgerechtes Tapen bei anhaltenden Schmerzen oder alten, mangelhaft verheilten Seitenbandverletzungen
- Frühzeitiger Einsatz von Nahrungsergänzungsmitteln (knorpelaufbauende Substanzen) zur Vorbeugung eines Knorpelabbaus

Knieschmerz (seltene Schmerzbilder am Kniegelenk)

Allgemein kann man abhängig von der Lokalisation drei Arten von Knieschmerzen unterscheiden: Schmerzen innerhalb des Gelenks, ausstrahlende Schmerzen und Umgebungsschmerzen.

Schmerz innerhalb des Kniegelenks

Der Schmerz innerhalb des Gelenks, seine Ursachen und Behandlung wurden im Abschnitt »Kniegelenkverletzungen«, Seite 58 ff., ausführlich beschrieben.

Ausstrahlungsschmerz

In das Knie strahlende Schmerzen

Aus der Wirbelsäule: Die Reizung der Nerven im Bereich der Lendenwirbelsäule kann einen Schmerz im Kniegelenk auslösen. Eine Lokalisation ist denkbar am Knieaußenrand, aber auch im Unterschenkel oder im Fuß.

Aus der Hüfte: Erkrankungen des Hüftgelenks (Arthrose, Brüche des Hüftkopfs) können Schmerzen im Kniegelenk verursachen, beispielsweise am Knievorder- oder -innenrand.

Aus dem oberflächlichen äußeren Oberschenkelnerv *(Meralgia paraesthetica nocturna)*: Durch einen Schlag auf den Außenrand des Oberschenkels, häufig aber auch bei Seitenschläfern kommt es zur Reizung des besagten Nervs mit entsprechender Schmerzsymptomatik. Diese kann am Oberschenkel- oder Knieaußenrand lokalisiert sein.

Umgebungsschmerz

Hinterer Knieschmerz

Hinterer Knieschmerzen

Der Grund für einen hinteren Knieschmerz sind meist Kniekehlenzysten. Hierbei handelt es sich um tumorartige Gebilde in der Kniekehle mit unterschiedlichen Ursachen. Die wichtigsten sind:

- Ausweitung der hinteren Kniegelenkkapsel (nach Einriss) in die Kniekehle (die Gelenkflüssigkeit übt einen Druck auf die hintere Kapselwand aus und breitet diese in die Kniekehle aus)
- Reizung des Schleimbeutels am oberen Ansatz des großen Wadenmuskels oder der *Semimembranosus*-Sehne
- Ausweitung der Gefäßwand einer Kniekehlenvene oder -arterie
- Tumor
- Thrombose (Blutgerinnsel)

Symptome

- Tastbare Prominenz in der Kniekehle; die Untersuchung sollte immer im Seitenvergleich erfolgen, da häufig – insbesondere bei übergewichtigen Patienten – eine beidseitige Fettansammlung in der Kniekehle zu beobachten ist.

- Schmerzen bei Beugung (durch vermehrten Druck auf das Gebilde)
- Kribbeln des Unterschenkels; bei entsprechender Größe kann eine Störung der Durchblutung durch Druck auf die Arterie oder auf einen Nerv ausgelöst werden.
- Schwellung des Unterschenkels; wenn das Gebilde sehr groß ist, stellt es eine venöse Abflusshinderung dar.
- Verminderte Beugefähigkeit durch das mechanische Hindernis

Sofortmaßnahmen
- Schonung
- Kältetherapie
- Sportbandage
- Sportkarenz bis zur Diagnosesicherung

Weiterführende Maßnahmen vom Arzt oder medizinisch ausgebildeten Fachpersonal
- Röntgen in zwei Ebenen sollte standardmäßig zum Ausschluss einer knöchernen Beteiligung durchgeführt werden.
- Die Kernspintomografie mit Kontrastmittel ist unserer Erfahrung nach die schnellste und effektivste Möglichkeit der Diagnosefindung.
- Die Ultraschalluntersuchung (Ausschluss einer Thrombose oder Gefäßwandausweitung) kann in geübter Hand eine gute Alternative zur Kernspintomografie darstellen.
- Die Notwendigkeit der operativen Sanierung ergibt sich aus der Diagnose und den individuellen Unterschieden.

Äußerer Knieschmerz – Tractus-iliotibialis-Syndrom

Äußerer Knieschmerz – Läuferknie

Beim *Tractus iliotibialis* handelt es sich um eine sehnige Struktur, die vom Beckenknochen am Außenrand des Oberschenkels zum Außenrand des Unterschenkels zieht. Steht sie unter zu großer Spannung (nach intensivem Training, bei falscher Technik oder schlechten Laufschuhen), reibt sie bei schnell abwechselnden Beuge- und Streckbewegungen (Laufen und Radfahren) am äußeren Hügel des Oberschenkels im Kniegelenk und wird gereizt. Man spricht hierbei vom **Läuferknie**.

Symptome und Diagnose
- Beschwerdearmut auf den ersten 10 bis 15 Kilometern
- Danach Beschwerdezunahme am äußeren Knierand
- Positiver Test nach Ober (fallweise ein Springen des verdickten Sehnentrakts über den äußeren Oberschenkelhügel)
- Verkürzte Oberschenkelmuskulatur (in Bauchlage deutlich vergrößerte Spannung auf der Vorderseite des Oberschenkels bei Beugung)

Faktoren, die ein Läuferknie begünstigen
- O-Bein-Stellung (geht mit einem vermehrten Zug an der Sehne einher)
- Vermehrte Innendrehung des Vorfußes und/oder des Unterschenkels erhöht die Spannung am Sehnentrakt deutlich.

- Knick-Senk-Fuß führt mittelfristig zur Veränderung der Beinachse.
- Unpassendes Schuhwerk
- Mangelhafte Dehnung

Sofortmaßnahmen

Behandlung des Läuferknies

- Schonung
- Kältetherapie und lokale Salbentherapie im Wechsel begünstigen die lokale Durchblutungssituation und können das Krankheitsbild im Anfangsstadium positiv beeinflussen.
- Eine Sportbandage lindert die Schmerzsymptome durch Manipulation der Schmerzrezeptoren und kann bei entsprechender Konsistenz einen Dehnungseffekt am Sehnenansatz erzielen.
- Dehnung zur Spannungsminderung und Sportkarenz bis zur Beschwerdefreiheit

Weiterführende Maßnahmen vom Arzt oder medizinisch ausgebildeten Fachpersonal

- Bei Achsenfehlstellung werden Röntgenaufnahmen des gesamten Beines empfohlen, um eine adäquate Behandlungsstrategie einleiten zu können.
- Schuhaußenranderhöhung (führt das Bein in die X-Position und vermindert dadurch die Spannung in der Sehne) ist häufig hilfreich.
- Einlagen bei mangelhaft ausgeprägtem Fußgewölbe sind empfehlenswert.
- Eine digitale Laufanalyse mit Anpassung des Schuhwerks ist sinnvoll.
- Die Kernspintomografie mit Kontrastmittel zur Diagnosesicherung hat sich in unserer Praxis bewährt.
- Eine lokale Infiltration mit Schmerzmittel und eine einmaligen Kortisongabe können zur Verkürzung der Krankheitsdauer beitragen.

Operation – ja oder nein?

Bleibt die konservative Behandlung des Läuferknies über drei Monate erfolglos, ist eine Operation zu empfehlen. In diesem Rahmen wird das zentrale entzündlich veränderte Stück (4 mal 2 Zentimeter) entfernt und unter 90-Grad-Beugung der reibungslose Verlauf der Sehne überprüft.

Verhalten nach der Verletzung

- Empfehlenswert ist ein langsamer Wiedereinstieg nach der Trainingspause.
- Passendes Schuhwerk sollte die Voraussetzung für eine verletzungsarme sportliche Laufbahn sein.
- Regelmäßige Dehnung nach Ober in Seitenlage: Beugung im Kniegelenk, Außendrehung und Abspreizen im Hüftgelenk, Überstreckung im Hüftgelenk, Innendrehung im Hüft- und Kniegelenk
- Rechtzeitige Einlagenversorgung und eine richtige Lauftechnik (erlernbar unter professioneller Anleitung) beugen Verletzungen effektiv vor.
- Die manuelle Therapie zur Aufdehnung des inneren Gelenkspalts bei einer O-Bein-Fehlstellung in Kombination mit einer Schuhaußenranderhöhung von 5 Millimetern (Pronationsleiste) hat sich bewährt.

Äußerer Knieschmerz – Popliteus-Syndrom

Äußerer Knieschmerz – Popliteus-Syndrom

Der *Popliteus*-Muskel verläuft hinten außen im Gelenk und unterstützt die Funktion des hinteren Kreuzbands. Beim Bergsteigen führen besonders die Abbremsbewegungen zur Überlastung mit Reizung des umgebenden Schleimbeutels.

Symptome

Schmerzen auf der Außenseite des Kniegelenks beim Bergablaufen

Diagnose

Der Patient befindet sich in Rückenlage. Durch eine 90-Grad-Beugung im Kniegelenk und Außendrehung des Hüftgelenks wird der Fuß des betroffenen Beines auf das Kniegelenk des gesunden Beines gelegt (Steigerung der Spannung in der gereizten Sehne) und der Unterschenkel zur nochmaligen Dehnung der Sehne nach innen gedreht. Ist die Sehne betroffen, löst dies Schmerzen aus.

Sofortmaßnahmen

- Schonung
- Kältetherapie
- Einnahme entzündungshemmender Medikamente unter ärztlicher Aufsicht
- Dehnung der Kniebeuger
- Physikalische Maßnahmen mit Ultraschalltherapie und Interferenzstrom eventuell als Begleittherapie

Äußerer Knieschmerz – Riss des Popliteus-Muskels

Äußerer Knieschmerz – Popliteus-Riss

Ein isolierter Riss des Muskels ist sehr selten und konnte bisher nur in einigen wenigen Fällen bei Polospielern beobachtet werden.

Symptome

- Schmerzen
- Giving-way-Attacken (Wegrutschen des Kniegelenks)
- Instabilitätsgefühl (hinten und außen)

Weiterführende Diagnostik

- Die vermehrte Aufklappbarkeit des äußeren Gelenkspalts kann ein Indiz darstellen.
- Kernspintomografisch lässt sich der Defekt der Sehne gut darstellen.
- Eine Gelenkspiegelung ist der sicherste Weg der Diagnosestellung.

Sofort- und weiterführende Maßnahmen

- Schonung und Kältetherapie kommen in der Akutphase zur Anwendung.
- Krankengymnastik zur Kräftigung der äußeren Gelenkstabilisatoren sollte im Therapieplan integriert sein.
- Fachgerechtes Tapen zur Unterstützung der äußeren Stabilisatoren ist hilfreich.
- Das Tragen einer Sportbandage ist angeraten.
- Sportkarenz bis zum Abschluss der rehabilitativen Maßnahmen sollte eingehalten werden.

- Die Entscheidung zur operativen Stabilisierung muss vom Spezialisten getroffen werden.

Äußerer Knieschmerz – Verletzung des Bizeps-Muskels

Äußerer Knieschmerz – Bizeps-Verletzung

Eine isolierte Verletzung der Sehne des *Bizeps*-Muskels ist extrem selten und betrifft fast ausschließlich ihren äußeren Ansatz am Wadenbein.

Sportarten mit erhöhtem Verletzungsrisiko
- Kampfsport
- Ringen

Symptome und Diagnose
- Druckschmerz über dem Wadenbein
- Positiver Anspannungstest: Der Patient befindet sich in Bauchlage und wird aufgefordert, das Bein abzubiegen. Gegen diese Bewegung wird nun vom Untersucher ein Widerstand am Unterschenkel ausgeübt (Schmerzzunahme).
- Beugeunfähigkeit beim Komplettriss

Weiterführende Diagnostik
- Der Weichteilultraschall in geübter Hand ist unserer Erfahrung nach eine effektive Methode der Diagnosefindung.
- In der Kernspintomografie mit Kontrastmittel können die Lokalisation und die Ausmaße der Verletzung verifiziert werden.

Weiterführende Maßnahmen vom Arzt oder medizinisch ausgebildeten Fachpersonal

Bei einer Beugeschwäche empfehlen wir eine Operation mit Naht der Sehne und anschließender Ruhigstellung in einer Schiene für sechs Wochen.

Innerer Knieschmerz – Engpass-Syndrom des Saphenus-Nervs

Innerer Knieschmerz – Saphenus-Engpass-Syndrom

Der *Saphenus*-Nerv läuft in einem eigenen Kanal durch eine Muskelgruppe auf der Innenseite des Oberschenkels, die dem Abspreizen des Oberschenkels nach außen entgegenwirkt und für die Bewegung des Oberschenkels nach innen verantwortlich ist (Adduktorengruppe). Die Verhärtung dieser Muskelgruppe führt zur Einengung des Nervs im Kanal, ein Schmerzreiz tritt auf.

Sportarten mit erhöhtem Verletzungsrisiko
- Surfen: massive Anspannung der Adduktoren (Ziehen den Oberschenkel zum Körper) beim Führen des Surfbretts in sitzender Position
- (Wasser-)Skifahren

Symptome
- Plötzlicher Schmerzbeginn knienah auf der Innenseite des unteren Oberschenkels
- Schmerzzunahme in der Nacht
- Schmerzzunahme bei Belastung
- Kribbeln auf der Haut

Weiterführende Diagnostik

- Test nach Tinnel-Hofmann: Das Beklopfen des Saphenus-Nervs löst ausstrahlende Schmerzen nach oben und unten aus (sogenanntes positives Tinnel-Hofmann-Zeichen).
- Wir empfehlen eine Überprüfung der Nervenleitgeschwindigkeit (NLG) als Funktionsparameter für den Nerv.

Sofort- und weiterführende Maßnahmen

- Lokale detonisierende (spannungsmindernde) Massagen
- Dehnung der gesamten Muskelgruppe
- Einnahme entzündungshemmender Medikamente sowie Vitamin-B-Präparate zur Unterstützung der Nervenregeneration unter ärztlicher Aufsicht
- Sportkarenz bis zur Beschwerdefreiheit
- Beim Versagen der konservativen Maßnahmen und länger andauernden Beschwerden empfehlen wir als weiterführende Therapie eine operative Freilegung des Nervs.

Vorsicht!
Legen Sie beim Engpass-Syndrom des Saphenus-Nervs keine Bandagen an. Dadurch würde der Druck verstärkt werden, und die Beschwerden würden sich verschlimmern.

Innerer Knieschmerz – Ansatzentzündung des »Entenfußes« (Pes anserinus)

Innerer Knieschmerz – Entzündung des Entenfußansatzes

Der sogenannte Entenfuß ist eine Kombination aus vier Sehnen *(Sartorius, Gracilis, Semitendinosus, Semimembranosus)*, die auf der Oberschenkelinnenseite verlaufen und nach dem Überkreuzen des Innenbands im Knie am Schienbeinkopf ansetzen.

Faktoren, die die Entzündung begünstigen

- X-Bein-Fehlstellung (erhöht die Spannung am Sehnenansatz)
- Vermehrte Außendrehung des Fußes (Entengang) mit Spannungserhöhung am Sehnenansatz
- Knick-Senk-Fuß (mit dem gleichen Effekt)

Sportarten mit erhöhtem Verletzungsrisiko

Vorwiegend sind Sportarten mit schell abwechselnden Beuge- und Streckbewegungen betroffen:

- Laufen
- Radfahren
- Eisschnelllauf

Symptome

- Druckschmerz über der Innenseite des Kniegelenks
- Schmerzzunahme bei Außendrehung des Unterschenkels
- Schmerzzunahme unter vermehrter X-Belastung des Kniegelenks

Sofortmaßnahmen
- Schonung und Kältetherapie in der Anfangsphase
- Sportbandage zur Schmerzlinderung durch Manipulation der Schmerzrezeptoren und Dehnung des Sehnenansatzes

Weiterführende Maßnahmen vom Arzt oder medizinisch ausgebildeten Fachpersonal
- Schiene (Don-Joy-Schiene zur Verlagerung des Beines in die O-Position)
- Entzündungshemmende Medikamente verordnet durch den behandelnden Arzt für zwei bis drei Wochen können wesentlich zur Verkürzung der Krankheitsphase beitragen.
- Physikalische Maßnahmen mit Ultraschall und Salicylat-Iontophorese gehören zur Standardtherapie.

Innerer Knieschmerz – Semitendinosus-Schnapp-Phänomen

Innerer Knieschmerz – Semitendinosus-Schnapp-Phänomen

Durch vermehrte Innendrehung des Unterschenkels bei bestimmten Sportarten (Scherengang) springt die auf der Innenseite des Kniegelenks verlaufende *Semitendinosus*-Sehne aus der flachen Senke am Schienbeinkopf und verursacht beim Gehen ein Schnappen.

Sportarten mit erhöhtem Verletzungsrisiko
- Geräteturnen (Schwebebalken)
- Seiltanz

Sofort- und weiterführende Maßnahmen
- Schonung
- Sportbandage
- Sportkarenz
- Bei dauerhaften Beschwerden ist eine Operation zu empfehlen (Durchtrennung und Annaht an der benachbarten *Semimembranosus*-Sehne).

Vorderer Knieschmerz – Springerknie (Patellaspitzensyndrom)

Vorderer Knieschmerz – Springerknie

Bei Sportarten mit großem Spannungsaufbau in der Kniescheibensehne (*Patella*-Sehne; *Patella* = Kniescheibe) kann es zur Entzündung am oberen Ansatz der Sehne (Kniescheibenspitze) kommen. In der Hocke baut sich Energie in der Sehne auf, die beim Absprung zu einem gewissen Teil in Wärme umgewandelt wird. Diese freigesetzte Wärme führt zum Zelluntergang in der Sehne, insbesondere am Ansatz.

Sportarten mit erhöhtem Verletzungsrisiko
- Sprungsportarten
- Tanzsport
- Leichtathletik

Faktoren, die ein Springerknie begünstigen
- Vorwiegend exzentrische Belastung
- Generalisierte Bandlaxität (Bänderschwäche)

- Mangelhaft gedehnte Oberschenkelmuskulatur
- Schlechte koordinative Fähigkeiten
- Körpergröße von mehr als 185 Zentimetern

Symptome
- Druckschmerz über der Kniespitze
- Schwellung
- Überwärmung
- Steigende Spannung der Oberschenkelmuskulatur
- Schmerzzunahme bei der Kniebeugung

Stadieneinteilung nach Blazina

Stadien des Springerknies

Stadium I: Schmerzen bei großer Sportbelastung
Stadium II: Schmerzen bei Sportbeginn
Stadium III: Schmerzen in Ruhe, sportliche Aktivität nicht möglich
Stadium IV: Rissbildung in der Sehne

Führt die Erkrankung zu einer Verknöcherung an der Kniescheibenspitze, spricht man von einem Morbus Sinding-Larsen-Johansson.

Weiterführende Diagnostik
- Seitliches Röntgen (Hochstand der Kniescheibe im Seitenvergleich bei 25- bis 30-Grad-Beugung) ist zur Diagnosestellung wichtig.
- Die Kernspintomografie hat sich zur genauen Lokalisation und Verifizierung der Ausmaße bewährt.

Sofort- und weiterführende Maßnahmen
- Konsequente Sportkarenz bis zur Beschwerdefreiheit
- Regelmäßige Dehnung der Oberschenkelmuskulatur
- Intensive Massagebehandlung zur Minderung der Muskelspannung
- Tragen einer Sportbandage
- Gabe von entzündungshemmenden Medikamenten durch den behandelnden Arzt
- Koordinationstraining zur Verbesserung des Zusammenspiels der beteiligten Strukturen und somit zur Entlastung
- Bei Versagen der konservativen Maßnahmen über sechs Monate empfehlen wir eine Operation mit Entfernung der abgestorbenen Sehnenanteile und anschließender Sportkarenz von drei Monaten.

Vorderer Knieschmerz – Morbus Osgood-Schlatter

Vorderer Knieschmerz – Morbus Osgood-Schlatter

Durch die gleichen Mechanismen wie beim *Patellaspitzensyndrom* kann es zur Entzündung am unteren Ansatz des Kniescheibenbands am Schienbein kommen.

Sportarten mit erhöhtem Verletzungsrisiko
Vorwiegend sind jugendliche Fußballspieler zwischen 10 und 16 Jahren von einem Morbus Osgood-Schlatter betroffen.

Symptome
- Druckschmerz am unteren Ansatz des Kniescheibenbands
- Schmerzzunahme bei Belastung
- Unmöglichkeit der sportlichen Belastung im Endstadium

Weiterführende Diagnostik
- Beim seitlichen Röntgen wird eine Auftreibung und/oder Verknöcherung des Sehnenansatzes am Schienbein sichtbar.
- Ein Weichteilultraschall trägt zur Diagnosefindung bei.
- Eine Kernspintomografie mit Kontrastmittel kann ergänzend die Ausmaße der Sehnenveränderung darstellen.

Weiterführende Maßnahmen vom Arzt oder medizinisch ausgebildeten Fachpersonal

Behandlung des Morbus Osgood-Schlatter

- Sportkarenz bis zur Beschwerdefreiheit
- Begleitende Einnahme von entzündungshemmenden Medikamenten, die vom Arzt verordnet werden
- Tragen einer Sportbandage zur Schmerzlinderung und Dehnung des Sehnenansatzes
- Abwechselnd Kälte- und Wärmetherapiemaßnahmen zur lokalen Durchblutungsförderung
- Aufdehnung der gesamten Oberschenkelmuskulatur
- Lokale Ultraschalltherapie zur Verbesserung der Sehnendurchblutung

Knochenbrüche

Einteilung der Knochenbrüche

Knochenbrüche (Frakturen) können nach unterschiedlichen Kriterien verschiedenen Kategorien zugeordnet werden. Unterschieden wird dabei folgendermaßen:
- Nach der betroffenen **Körperregion** bzw. Extremität: z. B. Schädelbruch, Schlüsselbeinbruch, Rippenbruch oder Oberschenkelbruch
- Nach der **Lokalisation** des Bruches am Knochen: **mit** Gelenkbeteiligung (betrifft den Knochenschaft, während das Gelenk unverletzt bleibt) oder **ohne** Gelenkbeteiligung (Bruch zieht in das angrenzende Gelenk und verursacht damit einen Knorpelschaden; auch bei kompletter Knochenheilung ist die Gefahr einer Arthrose deutlich erhöht)
- Nach dem **Schweregrad der Begleitverletzungen: offener** Bruch (die große Verschiebung der Bruchanteile führt zur Schädigung von Haut und umgebenden Weichteilen) oder **geschlossener** Bruch (der Bruch ist nicht oder nur wenig verschoben, sodass der Weichteilschaden nur gering ausfällt und die Haut intakt bleibt)
- Nach der **Art** des Bruches: **Querbruch** (beste Heilungschance), **Schrägbruch** (erschwerte Heilungschance durch erhöhte Gefahr einer Verschiebung der Bruchanteile), **Spiralbruch** (schlechte Heilungschance, da die Bruchfragmente ohne Stabilisierungsoperation instabil bleiben) und **Trümmerbruch** (schwerste Form der Knochenverletzung mit der längsten Heilungsdauer)

Stadien der Knochbruchheilung

Vom Knochenbruch bis zur Heilung

Bruch: Er beginnt mit der Krafteinwirkung und endet mit dem kompletten Verbrauch der gesamten einwirkenden Energie durch Knochen und umgebende Weichteile. Er führt zum Bluterguss.

Entzündung: In dieser Phase kommt es zu Gefäßneubildungen und dem Einschießen von Reparaturzellen zur Bruchheilung. Die Entzündung führt zur Schwellung.

I. Ersatzphase (Granulationsphase): Nach der Entzündungsphase kommt es bereits zur **Brückenbildung** zwischen den Bruchanteilen durch den sogenannten **weichen Kallus** (erste Vorstufe des neuen Knochengewebes).

II. Ersatzphase (Kallusbildung): Das noch weiche Knochenersatzmaterial (weicher Kallus) bekommt zunehmend Mineralstoffe aus den umgebenden Zellen und härtet langsam aus **(harter Kallus)**.

»Remodellierungs«-Phase: Hier erfolgt der Versuch des Knochens, die ursprüngliche Form und Länge zu erreichen (gelingt umso besser, je jünger der Patient und je aktiver der Stoffwechsel ist).

Bruch des behaarten Schädelknochens

Schädelbruch

Jeder Sturz oder Schlag auf den Kopf kann im schlimmsten Fall zum Bruch des Schädelknochens führen.

Sportarten mit erhöhtem Verletzungsrisiko

- Motorsport (insbesondere Zweirad)
- American Football
- Eishockey

Symptome

- Schwellung
- Bluterguss
- Druckschmerz
- Defekt von Haut und Weichteil beim offenen Bruch (häufig heftige Blutung aus der Wunde aufgrund der sehr guten Durchblutung der Kopfhaut)
- Eventuell Symptomenkomplex einer Gehirnerschütterung (siehe Seite 46 ff.)
- Eventuell neurologische Ausfälle bei Mitbeteiligung des Gehirns (Bewusstlosigkeit, einseitige motorische Ausfälle, Krampfanfall)

Sofortmaßnahmen

- Verständigen Sie sofort den Notarzt!
- Bringen Sie den Patienten in eine liegende Position.
- Fühlen Sie den Puls und messen Sie, wenn möglich, den Blutdruck zur Beurteilung der Herz-Kreislauf-Situation.
- Beobachten Sie den Patienten ständig und kontrollieren Sie regelmäßig seine Atmung und seinen Bewusstseinszustand – beginnen Sie gegebenenfalls mit Wiederbelebungsmaßnahmen (siehe Seite 13 ff.).

- Bei Mitbeteiligung von Haut und Unterhautgewebe: Legen Sie einen sterilen Druckverband – bestehend aus steriler Kompresse und elastischer Binde – zur Blutstillung an.
- Wenden Sie lokal Kälte an, das verengt die Gefäße und verringert so die Blutung.
- Lassen Sie den Patienten schnellstmöglich durch den Rettungsdienst in das nächste Krankenhaus bringen.

Weiterführende Maßnahmen vom Arzt oder medizinisch ausgebildeten Fachpersonal
- Standardisiertes Röntgen
- Computertomografie bei vorliegendem Verdacht auf Mitbeteiligung des Gehirns
- Primäre Wundversorgung des Hautdefekts: Untersuchung der Spaltung der Knochenhaut und digitale Untersuchung des darunter liegenden Knochens
- Kontrolle und gegebenenfalls Auffrischung der Tetanus-Schutzimpfung (Wundstarrkrampf) bei einem offenen Bruch
- Körperliche Schonung mit Überwachung der lebenserhaltenden Funktionen für zumindest sieben Tage im Krankenhaus

Vorbeugung
Die einzige adäquate Vorbeugung von Verletzungen des knöchernen Schädels ist eine ausreichende, geprüfte und von den entsprechenden Verbänden zugelassene Kopfbedeckung.

Bruch des Gesichtsschädels

Die Gefahr einer Verletzung des Gesichtsschädels ist aufgrund der häufig fehlenden Protektion bei vielen Sportarten sehr groß.

Gesichtsschädelbruch

Sportarten mit erhöhtem Verletzungsrisiko
- Kampfsport
- Baseball
- American Football
- Eishockey
- Motorsport
- Ball- und Kontaktsportarten

Symptome
- Schwellung
- Bluterguss (**Monokel- oder Brillenhämatom**)
- Fehlstellung im Seitenvergleich mit Störung der Gesichtssymmetrie
- Eventuell tastbare Kontinuitätsunterbrechung bei verschobenen Bruchanteilen (Jochbeinbruch mit Beteiligung der Kiefer- und/oder Stirnhöhle, verschobene Brüche der Augenhöhle, der sogenannte Blow-out-Bruch bei Boxern)
- Defekt von Haut und Weichteil bei offenen Brüchen
- Nasenbluten beim Nasenbeinbruch mit Verletzung der Nasenschleimhaut

Absolute Notfälle!

Sofort Notarzt rufen!

- Abgang einer »klaren Flüssigkeit« aus der Nase: Verdacht auf Schädelbasisbruch mit Austritt von Liquor (das ist die Flüssigkeit, die Gehirn und Rückenmark umgibt und mit Nährstoffen versorgt)
- Blutung aus dem Ohr: Verdacht auf Schädelbasisbruch

In beiden Fällen sofort den Notarzt verständigen, es besteht Lebensgefahr! Kontrollieren Sie in der Zwischenzeit ständig Atmung und Kreislauf des Patienten und führen Sie gegebenenfalls Wiederbelebungsmaßnahmen durch, bis der Notarzt eintrifft.

Sofortmaßnahmen

- Bei Nasenbluten: Neigung des Kopfes nach vorn, kalte Kompressen in den Nacken, Tamponade in die Nasenlöcher, Kältetherapie auf dem Nasenrücken
- Offene Verletzung: Sterilen Verband vorsichtig über die Verletzung legen und die weitere Wundversorgung dem Fachmann überlassen.

Weiterführende Maßnahmen vom Arzt oder medizinisch ausgebildeten Fachpersonal

- Standardisiertes Röntgen
- Computertomografie zur Diagnosesicherung und Erfassung von komplexen Brüchen (»Le Fort«-Einteilung von Brüchen des knöchernen Gesichtsschädels mit entsprechender Operationsindikation)
- Primäre Wundversorgung mit Kontrolle und gegebenenfalls Auffrischung der Tetanus-Schutzimpfung
- Einrenkung von verschobenen Nasenbeinbrüchen und Blutstillung beim Nasenbluten durch den Fachmann
- Operationsindikationen werden durch Fachärzte für Hals, Nasen und Ohren, Unfallchirurgie, Neurochirurgie und plastische Chirurgie gestellt.

Bruchverletzung an der Wirbelsäule

Wirbelsäulenbruch

Der Bruch eines Wirbelkörpers gehört zu den absoluten **Notfällen** im Sport. Bei Verdacht sollte der Patient in der Liegeposition belassen und transportiert werden. Wird die Verletzung in der Halswirbelsäule vermutet, sollte diese vom Fachpersonal mit einer **Schanz-Krawatte** (weiche Schiene) oder mit einem **Stiffneck** (harte Schiene) bis zur sicheren Diagnosesicherung fixiert werden.

Sportarten mit erhöhtem Verletzungsrisiko

- Motorsport
- Kampfsport
- American Football, Rugby

Symptome

- Schmerzen
- Bewegungseinschränkung

- Instabilitätsgefühl
- Eventuell Taubheitsgefühl und/oder Muskellähmung bis zur Querschnittslähmung bei Mitverletzung des Rückenmarks
- Eventuell Bewusstlosigkeit

Sofortmaßnahmen

Sofort Notarzt rufen!

- Verständigen Sie **sofort** den Notarzt, um eine ausreichende Versorgung des Verletzten sicherzustellen.
- Belassen Sie nach Möglichkeit den Verletzten in der Liegeposition.
- Die Überprüfung von Durchblutung, Motorik und Sensibilität (DMS, siehe Seite 17) sollte vor Ort erfolgen, um eine Veränderung in der Akut- und Subakutphase festzustellen.
- Beim bewusstlosen Patienten empfehlen wir die stabile Seitenlage, ein Freihalten der Atemwege und im Bedarfsfall Reanimationsmaßnahmen (siehe Seite 13 ff.).

Weiterführende Maßnahmen vom Arzt oder medizinisch ausgebildeten Fachpersonal

- Vor dem Transport ist das Anlegen einer Schiene im Bereich der Halswirbelsäule dringend zu empfehlen.
- Eine Röntgenuntersuchung in zwei Ebenen sollte standardmäßig durchgeführt werden.
- Die Computertomografie zur Diagnosesicherung kann abhängig von der Verletzung hilfreich sein.
- Die Stabilisierung der Herz-Kreislauf-Situation durch den Intensivmediziner sollte immer gewährleistet sein.
- Die Indikation zur konservativen oder operativen Therapie wird durch den Facharzt für Unfallchirurgie gestellt.

Vorbeugung

- Funktionstüchtige Protektoren sind im Motorsport bereits etabliert und müssen immer getragen werden.
- Die Verschärfung des Reglements in den meisten Kampfsportarten (Free-Fight, Thai-Boxen) hilft, schwere Wirbelsäulenverletzungen zu vermeiden.

Rippenbruch

Rippenbruch

Das Rippengerüst verbindet das Brustbein (auf der Vorderseite) mit der Wirbelsäule (auf der Rückseite) des Brustkorbs. Der Brustkorb hat die Aufgabe, wichtige Organe (Herz, Lunge) vor Verletzungen zu schützen. Die Elastizität der Rippen verleiht dem gesamten Brustkorb eine Flexibilität, die für die Beweglichkeit der umgebenden Strukturen (Schultergürtel, Wirbelsäule) notwendig ist.

Sportarten mit erhöhtem Verletzungsrisiko

- Kampfsport
- Kontaktsport (American Football, Rugby)
- Motorsport

Symptome
- Schmerzen über der Bruchstelle
- Atmungsabhängige Schmerzen mit Schmerzzunahme beim Einatmen
- Häufig Bluterguss
- Gelegentlich tastbares Knistern unter der Haut als Zeichen für Luftaustritt aus der Lunge (ähnlich einem Rasselgeräusch)
- Häufig Verschiebung der Bruchanteile gegeneinander möglich
- Bei Brüchen im Rippenbogenbereich: Schmerzausstrahlung in den Oberbauch
- Atemnot bei gleichzeitigem Lungenkollaps (siehe Seite 109 f.)

Sofortmaßnahmen

Behandlung von Rippenbrüchen

- Bringen Sie den Verletzten in eine möglichst schmerzfreie Lage.
- Eine lokale Kältetherapie lindert die akute Schmerzsymptomatik deutlich.
- Das Anlegen eines Rippengurts (Cingulum) sorgt für einen schmerzarmen Transport.
- Wir empfehlen eine sitzende Position bis zur endgültigen Versorgung im Krankenhaus. Gibt der Patient jedoch an, mit dem Rippengurt nicht durchatmen zu können, sollte die Therapie ohne diesen und mit ausreichend Schmerzmedikation erfolgen.

Weiterführende Maßnahmen vom Arzt oder medizinisch ausgebildeten Fachpersonal
- Gabe von schmerzstillenden Medikamenten
- Standardisiertes Röntgen (sowohl vom knöchernen Brustkorb als auch von der Lunge, um durch die unterschiedliche Strahlenintensität sowohl einen Bruch der Rippen als auch einen Lungenkollaps zu erkennen)
- Abhorchen der Lunge mittels Stethoskop zur Beurteilung der Belüftung (Lungenkollaps produziert ein Reibungsgeräusch)
- Abklopfen des rückseitigen Brustkorbs: Gut belüftete Lungenareale produzieren ein helles Geräusch (wie ein leeres Fass), schlecht belüftete hingegen ein dumpfes Geräusch (wie ein volles Fass).
- Eventuell lokale Salbentherapie mit Voltaren als Begleittherapie
- Körperliche Schonung für vier Wochen empfehlenswert (die Zeit, in der eine stabile Bruchheilung stattfindet)
- Ein Serienrippenbruch (mehr als zwei gebrochene Rippen) sollte unserer Erfahrung nach in den ersten Tagen unter stationärer Kontrolle therapiert werden.

Vorbeugung
Adäquate Protektoren in der Sportausrüstung sind in bestimmten Sportarten (American Football) bereits integriert. In den meisten anderen fehlt jedoch ein ausreichender Schutz (Kampfsport, Rugby), sodass Rippenbrüche auftreten können.

Bruch des Brustbeins

Das Brustbein ist an der Vorderseite des Brustkorbs gelenkig mit den Rippen und dem Schlüsselbein verbunden und agiert als Schutzschild für die dahinter liegenden

Strukturen (Hauptschlagader mit ihren Abzweigungen, Herz). Es handelt sich um einen massiven Knochen, und es setzt die Einwirkung von großen Kräften voraus, dass es bricht. Liegt ein Brustbeinbruch vor, muss die Mitverletzung der dahinter liegenden Strukturen mit Sicherheit ausgeschlossen werden (Herzprellung, Riss einer großen Arterie oder Vene).

Bruch des Brustbeins

Sportarten mit erhöhtem Verletzungsrisiko
- Kampsport
- Motorsport
- Kontaktsportarten
- Radsport (Sturz auf das Lenkrad)

Symptome
- Schmerzen im vorderen Brustkorb
- Schonhaltung mit »Rundrücken« zur Entlastung des Brustbeins
- Druckschmerz über der Bruchstelle
- Bluterguss
- Gelegentlich Kreislaufversagen mit Schwindel und Bewusstseinsverlust (bei begleitender Herzprellung)

Sofortmaßnahmen

Behandlung eines Brustbeinbruchs

- Lokale Kältetherapie kann zur Schmerzlinderung beitragen.
- Körperliche Schonung ist empfehlenswert.
- Puls, Atmung und Bewusstseinszustand regelmäßig kontrollieren und gegebenenfalls Wiederbelebungsmaßnahmen (siehe dazu Seite 14f.) durchführen, bis der Notarzt eintrifft.
- Wir empfehlen den Liegend- oder Sitzendtransport ins Krankenhaus.

Weiterführende Maßnahmen vom Arzt oder medizinisch ausgebildeten Fachpersonal
- Die großzügige Gabe von schmerzstillenden Medikamenten durch den behandelnden Arzt ist angebracht, denn der Bruch des Brustbeins geht häufig mit heftigen Schmerzen einher.
- Standardisiertes Röntgen (Brustbeinaufnahme seitlich sowie Lungenröntgen). Der Bruch ist in der Regel nur in der seitlichen Aufnahme sichtbar. Es können die vordere, die hintere oder beide Lamellen betroffen sein.
- Ein EKG (Herzaktionsüberprüfung mit Hilfe des Elektrokardiogramms) zum Ausschluss einer Herzprellung sollte durchgeführt werden.
- Die Laboruntersuchung der sogenannten Herzenzyme (Proteine, die in der Regel im Herzmuskel lokalisiert sind und bei einer Herzmuskelverletzung vom Muskelgefüge abgelöst und in den Kreislauf verschoben werden) kann zum Ausschluss der Herzprellung hilfreich sein.
- Sind EKG und/oder die Untersuchung der Herzenzyme positiv, empfehlen wir die stationäre Aufnahme des Patienten zur Überwachung und zur Durchführung eines Herzultraschalls (Echokardiografie) zur Beurteilung der Herzaktion und eines eventuell sichtbaren Schadens.

Vorbeugung
In einigen Sportarten haben sich geeignete Protektoren in der herkömmlichen Ausrüstung durchgesetzt. In den meisten Bereichen ist ein ausreichender Schutz jedoch noch nicht gewährleistet.

Bruch des Schlüsselbeins

Schlüsselbeinbruch

Dieser Bruch entsteht durch Sturz auf die Schulter bzw. durch direkten Sturz oder Schlag auf das Schlüsselbein. Aber auch ein Schlag auf das Brustbein oder ein Sturz auf das Schulterblatt können durch die Weiterleitung der Biegungskräfte über den Schultergürtel indirekt zum Schlüsselbeinbruch führen.

Sportarten mit erhöhtem Verletzungsrisiko
- Kampfsport
- Laufen
- Radsport
- American Football
- Eishockey
- Fußball
- Handball

Symptome
- Schmerzen
- Schwellung
- Schonhaltung (Anheben des Armes schmerzt)
- Bluterguss
- Eventuell senkt sich beim Drücken auf die Bruchstelle ein Bruchfragment gegenüber dem zweiten und hebt sich beim Nachlassen des Drucks wieder (Klaviertastenphänomen).
- Gefahr der Hautdurchspießung bei starker Verschiebung der Bruchstücke
- Blutung bei Mitverletzung der Haut (offener Bruch)
- Eventuell »Kribbeln« im Arm bei Verletzung von Nerven und Gefäßen, die unmittelbar unter dem Schlüsselbein verlaufen

Sofortmaßnahmen
- Eine Kältetherapie kann eine deutliche Schmerz- und Schwellungslinderung erzielen.
- Schonung (Anheben des Arms vermeiden) ist die beste Schmerztherapie.
- Der Transport sollte sitzend erfolgen (das Hinlegen und Erheben aus der Liegeposition könnte eine Verschiebung der Bruchanteile verursachen).

Weiterführende Maßnahmen vom Arzt oder medizinisch ausgebildeten Fachpersonal
- Eine Röntgenaufnahme bringt die sichere Diagnosestellung.
- Die primäre Wundversorgung bei offenen Brüchen sollte unbedingt vom Fachmann vorgenommen werden.

- Die Therapie erfolgt in der Regel konservativ, da auch bei starker Verschiebung der Bruchanteile eine ausgezeichnete Heilungstendenz vorliegt.
- Die Verordnung des Rucksackverbands (Tornisterverband, siehe Seite 21) wird kontrovers diskutiert. Unserer Erfahrung nach kann durch die aufrechte Position, die durch das Anlegen des Verbands eingenommen wird, eine Verbesserung der Position der einzelnen Bruchanteile erzielt werden, wodurch die Bruchheilung positiv beeinflusst wird. Unabhängig davon wird von den Patienten eine deutliche Schmerzlinderung angegeben. Ein Schaden im Bereich der Gefäß- und Nervenstrukturen in der Achselhöhle entsteht lediglich durch die falsche Verbandsgröße und/oder die inkorrekte Anlage des Rucksackverbands.
- Durch den behandelnden Arzt verordnete schmerzstillende Medikamente lindern die Beschwerden.
- Operationsindikation: bei einem offenen Bruch (Infektionsgefahr), einer starken Verschiebung der Bruchanteile mit Gefährdung der Haut, neurologischen Ausfällen (Nervenverletzung), einer Durchblutungsstörung (Verletzung von Gefäßen)

Vorbeugung
Sinnvoll wäre die Verbesserung der Koordinations- und Reaktionsfähigkeit des Sportlers, um bei einem Sturz eine Abrollbewegung über die Schulter zu ermöglichen und einen direkten Aufprall zu vermeiden.

Bruch des Ellenbogens

Die Bruchstatistik im Ellenbogengelenk wird vom Bruch des Ellenhakens angeführt (Sturz auf das mehr als 90 Grad gebeugte Gelenk), gefolgt vom Bruch des Speichenköpfchens (der Sturz wird mit der Hand bei gebeugtem Gelenk mit Drehkomponente nach innen oder außen abgefangen).

Ellenbogenbruch

Sportarten mit erhöhtem Verletzungsrisiko
- Kampfsport (Judo)
- Handball
- Radsport
- Hürdenlauf
- Inlineskating

Symptome
- Schwellung
- Gelenkerguss
- Häufig Abschürfung oder Hautdefekt mit Beteiligung des Schleimbeutels
- Der Patient nimmt eine Schonhaltung ein, d. h., er hält das Gelenk in leichter Beugung, um den Zug der *Trizeps*-Sehne auf den Ellenhaken (= hintere Spitze am gebeugten Ellenbogengelenk) zu neutralisieren.
- Bei einem Bruch des Speichenköpfchens: verstärkte Schmerzen bei der Drehbewegung mit einem deutlichen Streckdefizit
- Eventuell Kribbeln unterhalb des Bruches als Zeichen einer Gefäß-Nerven-Beteiligung

Sofortmaßnahmen

Erste Hilfe bei Ellenbogenbruch

- Abdeckung und steriler Schutzverband bei Abschürfungen oder bei einer offenen Verletzung
- Kältetherapie für die Schmerz- und Schwellungslinderung
- Vorsichtiges Lagern des betroffenen Arms mit leichter Beugung in einer Schlinge für den Transport zum Arzt

Weiterführende Maßnahmen vom Arzt oder medizinisch ausgebildeten Fachpersonal

- Wir empfehlen eine Ruhigstellung des Ellenbogens durch Anpassen einer flexiblen Schiene durch das Fachpersonal: in leichter Beugung (20 bis 30 Grad) zur Entlastung der *Trizeps*-Sehne für den sicheren und schmerzfreien Transport.
- Röntgen führt zur sicheren Diagnosestellung.
- Schmerzstillende Medikamente, durch den behandelnden Arzt verabreicht, lindern Beschwerden. Eine primäre Wundversorgung mit Kontrolle und gegebenenfalls Auffrischung der Tetanus-Schutzimpfung ist sinnvoll.

Ellenhakenbruch

- **Unverschobener einfacher Ellenhackenbruch:** Eine Ruhigstellung im Gips in leichter Beugung (20 bis 30 Grad) für vier bis sechs Wochen mit wöchentlichen Röntgenkontrollen und anschließender intensiver Krankengymnastik ist angezeigt.
- **Verschobener Ellenhackenbruch:** Hier kommt eine operative Stabilisierung in »Zuggurtungstechnik« mit anschließender Gipsruhigstellung für vier Wochen und intensiver Krankengymnastik zur Anwendung
- **Speichenköpfchen mit betroffen:** Bei einer Gelenkbeteiligung von weniger als 30 Prozent ohne Einschränkung der Beweglichkeit oder bei einem Bruch unterhalb des Speichenköpfchens mit einer Verkippung des Köpfchens von weniger als 15 Grad empfehlen wir die Gipsruhigstellung in Neutralposition und 60-Grad-Beugung für vier Wochen. Bei Schmerzfreiheit und freiem Bewegungsumfang kann hier eine gipsfreie frühfunktionelle Behandlung mit frühzeitiger Krankengymnastik erfolgen. Eine operative Versorgung empfehlen wir hingegen bei einer Gelenkbeteiligung von mehr als 30 Prozent und einer Diskontinuität der Gelenkfläche. Das Gleiche gilt für einen Bruch unterhalb des Speichenköpfchens mit Verkippung des Köpfchens von mehr als 15 Grad mit Bewegungseinschränkung.

Vorbeugung

Um Verletzungen des Ellenbogens zu vermeiden, ist es unbedingt anzuraten, adäquate Ellenbogenschoner mit ausreichender Polsterung zu tragen.

Bruch des Unterarms

Unterarmbruch

Der Sturz vom Fahrrad oder aus dem vollen Lauf wird in der Regel mit der Hand abgefangen. Die Position der Hand (Stellung im Handgelenk) entscheidet über die Art der Verletzung im Bereich des Unterarms. Der handgelenknahe Bruch im Unterarm gehört zu den häufigsten Verletzungen im Alltag und Sport. Der handgelenknahe Bruch der Speiche kann isoliert oder in Kombination mit einem Bruch der Elle stattfinden.

Sportarten mit erhöhtem Verletzungsrisiko
- Kampfsport
- Tennis
- Baseball
- Leichtathletik (Laufen, Hürdenlauf)

Formen

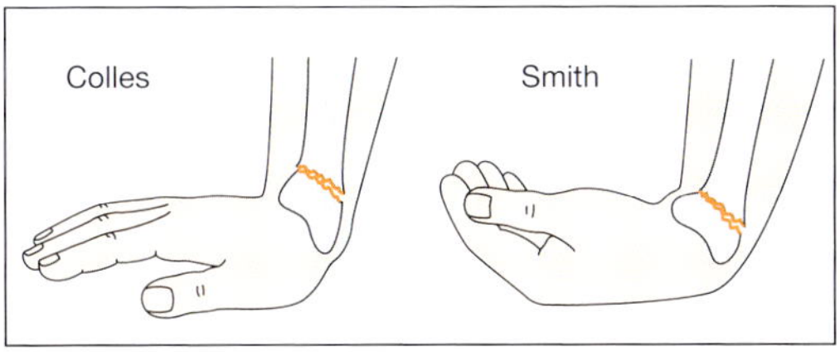

Die beiden Hauptformen des Unterarmbruchs: Typ Colles und Smith

Typ Colles: Das Handgelenk ist beim Aufprall gestreckt, das untere Bruchfragment der Speiche (mit oder ohne Ellenfragment) kippt nach hinten.
Typ Smith: Das Handgelenk ist beim Aufprall gebeugt, das untere Bruchfragment der Speiche (mit oder ohne Ellenfragment) kippt nach vorn (in Richtung Handfläche).

Symptome
- Schmerzen
- Schwellung
- Schonhaltung
- »Bajonett-Stellung« (Stufe) im Unterarm
- Eventuell »Kribbeln« in den Fingern als Zeichen einer Mitbeteiligung von Gefäß-Nerven-Strukturen oder hervorgerufen durch den Druck, der durch die Schwellung auf diese Strukturen ausgeübt wird

Sofortmaßnahmen
- Eine Überprüfung der Durchblutung, Motorik und Sensibilität (DMS, siehe Seite 17) sollte in der Anfangsphase erfolgen, um eine Verlaufskontrolle zu ermöglichen.
- Hochlagerung, d. h., der Arm wird oberhalb des »Herzniveaus« gehalten, um eine zunehmende Schwellung zu vermeiden.
- Die Kältetherapie kann eine Schmerz- und Schwellungslinderung erzielen.

Weiterführende Maßnahmen vom Arzt oder medizinisch ausgebildeten Fachpersonal
- Wir empfehlen eine Ruhigstellung durch Anpassen einer flexiblen Schiene für den Transport.
- Schmerzstillende Medikamente sollten großzügig vom behandelnden Arzt verabreicht werden.
- Röntgen bringt die sichere Diagnose.
- 10- bis 15-minütiges Aufhängen des Daumens und des Mittelfingers im »Mädchenfänger« und fachgerechtes Einrichten des Bruches. Das dient der Entlastung der Weichteile sowie der Gefäß-Nerven-Strukturen und sollte in jedem Fall so rasch wie möglich erfolgen. (Der »Mädchenfänger« ist eine Aufhängevorrich-

tung für die Finger einer Hand aus Draht oder flexiblen Materialien. Die Finger werden in dafür vorgesehene Hüllen gesteckt. Durch das Hochziehen der Konstruktion werden die Hüllen des Mädchenfängers schmäler und die Finger dadurch fixiert. Das Aufhängen erfolgt, um einen Zug im Bruchspalt zu erzeugen.)

- Die operative Korrektur einer eventuell bleibenden Restfehlstellung beim jungen Sportler nach dem Einrichten ist sinnvoll, ebenso wie deren Fixierung mittels einer stabilen Metallplatte.
- Bei Jugendlichen vor der Pubertät kann eine kleine Achsenfehlstellung (bis 25-Grad-Verkippung) toleriert und mittels Gips für vier Wochen konservativ behandelt werden. Der Stoffwechsel des jugendlichen Knochens zeigt eine wesentlich größere Aktivität als der des Erwachsenen, sodass Fehlstellungen korrigiert werden können.

Bruch der Hand

Besonders häufig tritt der Bruch des V. Mittelhandknochens unterhalb des Köpfchens **(Boxer-Bruch)** durch einen Faustschlag gegen einen harten Gegenstand auf. Außerdem ist der Bruch an der Basis des I. Mittelhandknochens mit Beteiligung des Daumensattelgelenks **(Bennett-Bruch)** zu nennen. Er ereignet sich oft beim Sturz auf die Hand mit angewinkeltem Daumen.

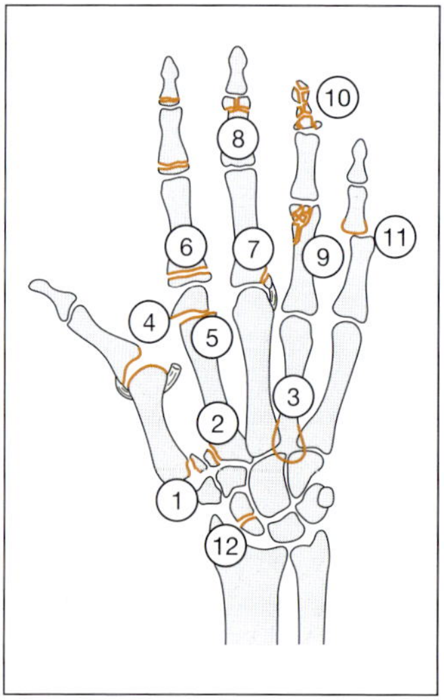

Verschiedene Brüche der Hand: 1: Bennett-Bruch; 2: Bruch der Basis II. Mittelhandknochen (MK II); 3: Verrenkung MK IV; 4: Teilverrenkung Daumengrundglied; 5: Bruch MK II; 6: Lösung der Wachstumsfuge; 7: Abrissbruch; 8: Köpfchenbruch; 9+10: Trümmerbruch; 11: Verrenkung im Kleinfingermittelgelenk

Sportarten mit erhöhtem Verletzungsrisiko

- Radsport
- Laufsport
- Kampfsport

Symptome

- Schmerzen
- Schwellung
- Schonhaltung
- Bluterguss

Beim **Boxer-Bruch:**

- Druckschmerzen auf der beuge- und rückseitigen Hand auf Höhe des V. Mittelhandknochens
- Verkürzung des kleinen Fingers im Seitenvergleich
- Der kleine Finger kann den Faustschluss mit den übrigen Fingern nicht vollständig ausführen (geht fast immer mit einer Verdrehung des Fingers einher).

Beim **Bennett-Bruch:**

- Druckschmerz über dem Daumensattelgelenk
- Bewegungseinschränkung des Daumens
- Spürbares Knistern über dem Daumensattelgelenk bei Bewegung des Daumens

Sofortmaßnahmen
- Eine sofortige Kältetherapie in der Anfangsphase verursacht eine Abschwellung und erzielt damit eine Schmerzlinderung.
- Wir raten zu absoluter Schonung und Hochlagerung der betroffenen Hand zur Vermeidung einer eventuellen Verschiebung der Bruchelemente.

Weiterführende Maßnahmen vom Arzt oder medizinisch ausgebildeten Fachpersonal
- Wir empfehlen das Anlegen einer vorgefertigten Schiene durch geschultes Personal für einen sicheren und schmerzfreien Transport.

Beim **Boxer-Bruch:**

Behandlung des Boxer-Bruchs

- Bei einer Verkippung des Bruches von weniger als 25 Grad: Gipsruhigstellung mit sogenanntem Böhlergips in der »Intrinsic-Plus-Position« nach Einrenkung des Bruches
- Bei einer Verkippung des Bruches von mehr als 25 Grad in Kombination mit einer Drehfehlstellung und Verkürzung des Kleinfingers: gedeckte Einrichtung und Fixierung des Bruchs mit einem widerstandsfähigen Bohrdraht unter kinematografischer Kontrolle

Beim **Bennett-Bruch:**

Behandlung des Bennett-Bruchs

- Bruchstück unverschoben: Unterarmgips mit Daumeneinschluss für sechs Wochen
- Mehr als 30 Prozent der Gelenkfläche betroffen und Bruchstück verkippt: eine operative Stabilisierung angeraten

Vorbeugung
- Fachgerechter Tapeverband unter dem Handschuh bei Boxern
- Adäquate Handschuhe für Radsportler mit entsprechender Polsterung über dem Daumenrücken

Bruch des Oberschenkelhalses

Oberschenkelhalsbruch

Der Oberschenkelhalsbruch tritt im Radsport relativ häufig auf. Beim Ausrutschen in der Kurve oder bei einem direkten Zusammenstoß erfolgt der Sturzvorgang sehr schnell, sodass der Fuß nicht mehr aus der Haltevorrichtung gelöst werden kann. Ein direkter Aufprall auf die Hüfte ist die Folge.

Sportarten mit erhöhtem Verletzungsrisiko
- Radsport
- American Football
- Rugby

Symptome
- Belastungsschmerz
- Druckschmerz und Schwellung direkt über dem Hüftgelenk

- Beinverkürzung und Verdrehung nach innen beim verschobenen Oberschenkelhalsbruch (Oberschenkelkopf bleibt in der Gelenkkapsel fixiert, während sich der Oberschenkelhals mit dem Oberschenkel gegenüber dem Kopf nach innen dreht)
- Bluterguss

Sofortmaßnahmen

Behandlung des Oberschenkelhalsbruchs

- Sofort den Rettungsdienst verständigen.
- Den Patienten nicht aufsetzen, sondern vorsichtig liegend lagern, ohne das verletzte Bein zu verdrehen.
- Lokale Kältetherapie trägt zur Schmerz- und Schwellungslinderung bei.

Weiterführende Maßnahmen vom Arzt oder medizinisch ausgebildeten Fachpersonal

- Der Liegendtransport – in der Sitzposition erfolgt eine Aktivierung der Hüftbeuger und damit eine mögliche Verschiebung der Bruchanteile – in der Beinlagerungsschiene (um eine Verdrehung des Beines und damit Verschiebung der Bruchanteile zu vermeiden) hat sich in der Vergangenheit bewährt.
- Schmerzstillende Medikamente sollten großzügig vom behandelnden Arzt verordnet werden.
- Röntgen führt zur sicheren Diagnose.
- Die konservative Therapieform (sechs bis acht Wochen Entlastung mit Stützkrücken) empfehlen wir nur bei komplett unverschobenem Bruch.
- Der verschobene Schenkelhalsbruch sollte fachgerecht eingerichtet und mittels Platten-, Schrauben- und Nagelsystemen stabilisiert werden.

Vorbeugung

Geeignete Hosen mit entsprechender Polsterung sind in den diversen Sportarten (Radsport, American Football) bereits Pflicht. Bei großer Krafteinwirkung reichen diese jedoch häufig nicht aus.

Bruch des Kniegelenks

Kniegelenkbruch

Die häufigsten sportbedingten Brüche am Kniegelenk betreffen das Plateau des Schienbeins. Beim Aufklappen des Gelenks nach innen (X-Position) oder außen (O-Position) kommt es zur erhöhten Druckbelastung des Schienbeinplateaus der gegenüberliegenden Seite durch die Vorwölbung des Oberschenkelknochens (Oberschenkel-Kondylus). Das Ergebnis ist ein Defekt (Impression) des Schienbeinplateaus (X-Position betrifft die äußere Plateauhälfte, O-Position betrifft die innere Plateauhälfte) mit einem dazugehörigen Knorpeldefekt.

Sportarten mit erhöhtem Verletzungsrisiko

- Ballsportarten (beim Fußball meist das Standbein und beim Handball vor allem das Landebein betroffen)
- Laufsport (Hürdenlauf)
- Trampolinspringen
- Skifahren

Faktoren, die einen Bruch des Kniegelenks begünstigen
- Mangelhaftes koordinatives Training
- Bereits bestehender Defekt der Kreuzbänder und/oder Seitenbänder
- Bandinstabilität im oberen Sprunggelenk
- Angeborene Beinachsenfehlstellung

Symptome
- Schmerzen
- Schwellung, Gelenkerguss
- Schonhaltung: entlastende Beugestellung von ca. 25 Grad im Kniegelenk (Position, in der die Gelenkkapsel entlastet wird und der Schmerz am geringsten ist)

Sofortmaßnahmen

Behandlung des Kniegelenkbruchs

- Ruhigstellung des Kniegelenks in 20-Grad-Beugung (am besten in einer Schiene)
- Kältetherapie zur Schmerz- und Schwellungslinderung
- Komplette Entlastung mit Stützkrücken bis zur Diagnosesicherung (verhindert eine Verschiebung der Bruchanteile)

Weiterführende Maßnahmen vom Arzt oder medizinisch ausgebildeten Fachpersonal
- Schmerzstillende Medikamente sollten großzügig vom behandelnden Arzt verordnet werden.
- Standardisiertes Röntgen hilft, die sichere Diagnose zu stellen.
- Eine Computertomografie zur Verifizierung der Impression (Einbruch) ist hilfreich.
- Die Kernspintomografie zum Erfassen der Begleitverletzungen (Meniskus, Kreuzbänder, Seitenbänder) ist angeraten.
- Eine Gelenkpunktion bringt eine Entlastung der Gelenkkapsel und damit eine Schmerzlinderung. Blutiges Punktat mit Fettpartikeln ist ein Indiz für Knochen- und/oder Knorpelschaden.
- Ein Niveauunterschied des betroffenen Schienbeinplateaus von mehr als zwei Millimetern sollte unserer Erfahrung nach beim jungen sportlichen Patienten operativ korrigiert werden (Aufrichtung und Stabilisierung mittels Großfragmentschrauben).

Vorbeugung
- Behebung von bestehenden Instabilitäten in den Gelenken
- Anpassung von geeignetem Schuhwerk
- Verbesserung der koordinativen Fähigkeiten
- Korrektur einer Beinachsenfehlstellung mit Einlagen oder operativ

Bruch der Kniescheibe

Die Kniescheibe *(Patella)* übernimmt die Rolle der Kraftübertragung vom Oberschenkelmuskel auf den Unterschenkel und ist maßgebend für eine optimale Beweglichkeit im Gelenk. Da der Sturz auf die Kniescheibe in der Regel bei gebeugtem Kniegelenk erfolgt, sind Oberschenkelmuskel und Kniescheibenband *(Ligamentum patellae)* bei der Bruchentstehung der Kniescheibe maximal gespannt und ziehen die Bruchanteile bei einem Quer- oder Trümmerbruch auseinander.

Sportarten mit erhöhtem Verletzungsrisiko
- Radsport
- Inlineskating
- alle Ballsportarten

Formen

Arten des Kniescheibenbruchs

- Längsbruch (vertikal)
- Querbruch (horizontal)
- Schrägbruch
- Trümmerbruch

Symptome
- Schmerzen vor der Kniescheibe
- Schwellung
- Tastbarer Bruchspalt auf der Kniescheibe
- Eventuell Bluterguss
- Eventuell Reizung des Schleimbeutels
- Bei verschobenem Querbruch: Das Bein kann nicht in gestreckter Position von der Unterlage gehoben werden, da die Kraftübertragung vom Oberschenkel auf den Unterschenkel nicht stattfindet.

Sofortmaßnahmen
- Das betroffene Bein sollte möglichst nicht bewegt werden. Wir empfehlen Schonung und Entlastung mit Stützkrücken, da jeder Schritt eine Anspannung der Oberschenkelmuskulatur darstellt und eine Zugbelastung auf die Kniescheibe ausgeübt wird.
- Die Kältetherapie trägt zur Schmerz- und Schwellungslinderung bei.

Weiterführende Maßnahmen vom Arzt oder medizinisch ausgebildeten Fachpersonal
- Ruhigstellungsschiene in Streckposition (das Abbiegen des Beines könnte zur Verschiebung der Bruchanteile führen und damit die operative Versorgung eines primär konservativen Prozesses notwendig machen!) hat sich im praktischen Alltag bewährt.
- Schmerzstillende Medikamente sollten großzügig vom behandelnden Arzt verordnet werden.
- Röntgen ist standardmäßig zu empfehlen. Besteht der Verdacht auf einen Querbruch in den Erstaufnahmen, würden wir von einer Kniescheiben-Tangentialaufnahme (»Defile-Aufnahmen« in 30-, 60-, 90-Grad-Beugung) abraten, um eine Verschiebung der Bruchanteile zu vermeiden. Besteht weiterhin Unsicherheit bezüglich der Bruchausmaße und der notwendigen Therapie, empfehlen wir eine Computertomografie.

- Unverschobener Bruch: Hier raten wir zu einer Knieruhigstellungsschiene in Streckposition für vier Wochen, danach für eine Woche in freigegebener 30-Grad-Beugung sowie eine weitere Woche in freigegebener 90-Grad-Beugung.
- Verschobener Bruch: In diesem Fall empfehlen wir die Operation – Einrichtung und Fixierung mittels Draht und/oder Schraube.

Vorbeugung
Nur das konsequente Tragen von gut gepolsterten Knieschonern kann einen Kniescheibenbruch verhindern.

Bruch des Sprunggelenks

Sprunggelenkbruch

Ein Bruch im Sprunggelenk geht in der Regel mit einem Einwärts- oder Auswärtsknicken des Rückfußes mit oder ohne Innen- oder Außendrehung des Vorfußes einher. Abhängig von der Richtung und der Bewegungsintensität können Außen- und/oder Innenknöchel, Außen- und/oder Innenband mit oder ohne Beteiligung der *Syndesmose* (bandartige faserige Verbindung der unteren Enden von Schien- und Wadenbein) betroffen sein.

Sportarten mit erhöhtem Verletzungsrisiko
- Kontaktsport
- Laufsport
- Fußball

Faktoren, die einen Bruch des Sprunggelenks begünstigen
- Bandinstabilität im oberen Sprunggelenk
- Unpassendes Schuhwerk
- Materialwechsel
- Mangelhaftes koordinatives Training
- Neuer Belag der Trainingsfläche
- Trainingsbeginn nach längerer Pause
- Beinachsenfehlstellung (X- oder O-Bein)
- X- oder O-Position im Rückfuß

Formen

Arten des Sprunggelenkbruchs

Unverschobener Bruch: Bruch ohne Verschiebung der einzelnen Bruchanteile gegeneinander
Verschobener Bruch: Bruch mit Verschiebung der einzelnen Bruchanteile unterschiedlichen Ausmaßes
Verrenkungsbruch: Die Knick- und/oder Drehbewegung ist von solcher Intensität, dass eine Verrenkung des oberen Sprunggelenks nach innen oder außen stattfindet. Hier unterscheidet man:
- **Geschlossener Verrenkungsbruch:** Haut und Weichteile sind intakt.
- **Offener Verrenkungsbruch:** Haut und Weichteile um die Verrenkungsstelle sind mit beteiligt (in der Regel handelt es sich um ein Auswärtsknicken, sodass der Innenknöchel für den Hautdefekt verantwortlich ist).

Lokalisation des Bruches

Außenknöchel: In der Praxis hat sich die Einteilung der Außenknöchelbrüche nach **Weber** bewährt.

Einteilung nach Weber

- Weber Typ A: Bruchspalt unterhalb der *Syndesmose*
- Weber Typ B: Bruchspalt auf Höhe der *Syndesmose*
- Weber Typ C: Bruchspalt oberhalb der *Syndesmose*

Innenknöchel

Außen- und Innenknöchel (beidseitiger Bruch): einfacher beidseitiger Bruch oder beidseitiger Verrenkungsbruch (offen oder geschlossen)

Symptome

- Druckschmerz (je nach Bruchstelle innen, außen oder beidseits)
- Schwellung
- Bluterguss
- Schonhaltung
- Immobilität (Belastung schmerzbedingt nicht möglich)
- Weitstellung der Sprunggelenkgabel bei Mitbeteiligung der *Syndesmose*
- freiliegender Knochen bei offenen Verrenkungsbrüchen (meistens sichtbarer Innenknöchel)

Sofortmaßnahmen

Behandlung des Sprunggelenkbruchs

- Die konsequente Schonung, Hochlagerung und Kältetherapie spielen eine entscheidende Rolle in der Entwicklung der Weichteilsituation in den ersten Stunden nach der Verletzung.
- Offener Bruch: Hier raten wir zum Anlegen einer sterilen Durchsichtsfolie (wenn nicht vorhanden, dann nur sterile Kompresse auflegen), die wegen der Infektionsgefahr erst im Operationssaal abgenommen werden sollte.

Weiterführende Maßnahmen vom Arzt oder medizinisch ausgebildeten Fachpersonal

- Wir empfehlen das Anmodellieren einer flexiblen Schiene durch das Fachpersonal für den Transport.
- Röntgen sollte standardmäßig durchgeführt werden.
- Die konservative Therapie mit Gipsruhigstellung oder Walker-Schuh für vier bis sechs Wochen ist unserer Meinung nach bei Weber-A-Bruch (unverschoben) und Weber-B-Bruch (unverschoben) möglich.
- Die Operation mit stabiler Fixierung ist hingegen notwendig bei verschobenen Weber-A- und -B-Brüchen, beim Weber-C-Bruch sowie bei einem Verrenkungsbruch (offen oder geschlossen).

Eine Verrenkung ist ein Notfall!
Eine baldige Einrenkung eines Verrenkungsbruchs des Sprunggelenks durch den Fachmann verhindert dauerhafte Nervenschädigungen und entlastet Haut und Weichteile.

Vorbeugung
- Eine Einlagenversorgung im Knick-Senk-Fuß ist sinnvoll.
- Koordinationstraining ist unbedingte Voraussetzung für die Vorbeugung von Sprunggelenkverletzungen.
- Wir raten zu einer digitalen Laufanalyse zur Wahl passender Schuhe.
- Eine rechtzeitige Korrektur einer Achsenfehlstellung durch den Fachmann sollte in Erwägung gezogen werden.
- Liegt eine Bänderinstabilität im Sprunggelenk vor, sollte eine rechtzeitige operative Stabilisierung erfolgen, wenn die konservativen Maßnahmen versagen. Dies kann unserer Erfahrung nach schwerere Sprunggelenkverletzungen verhindern.

Bruch des Fußes

Der menschliche Fuß ist die Hauptbelastungszone bei jeglicher Art von sportlicher Aktivität. Aus diesem Grund unterscheiden wir im Folgenden zwischen unfallbedingtem und überlastungsbedingtem Bruch.

Ursachen der Fußbrüche

Unfallbedingt (häufig):
- Bruch des Mittelfußknochens (I bis V): typische Fußballverletzung beim Verfehlen des Balles durch den Gegenspieler und direkten Vollkontakt mit dem Mittelfuß
- Bruch der Zehenglieder: Wird sehr häufig übersehen, da die Beschwerden nach Rückgang der Schwellung deutlich zurückgehen.

Überlastungsbedingt:
- Bruch der Basis des V. Mittelfußknochens: Hierbei handelt es sich um den häufigsten überlastungsbedingten Bruch (**»Ermüdungsbruch«**) im Sport.

Sportarten mit erhöhtem Verletzungsrisiko
- Fußball
- Laufsport

Faktoren, die einen Bruch des Fußes begünstigen
- Hohlfuß: führt zu Überlastung des gesamten V. Mittelfußknochens mit der Folge eines Ermüdungsbruchs an der Basis. Die Spannung der hier ansetzenden *Peroneus*-Sehnen kann eine Verschiebung der Basis gegenüber dem Schaft bedingen.
- Anatomische Varianten, z. B. ein »griechischer« oder »ägyptischer« Fuß mit Überlänge der I. oder II. Zehe.

Symptome
- Druckschmerz
- Schwellung
- Eventuell Bluterguss
- Schonhaltung
- Belastungsschmerz mit schleichendem Beginn bei Fehlbelastung mit Überlastung des Fußaußenrands, der sich über längere Zeiträume (sogar Monate) ziehen kann. Der entscheidende Faktor, der den Bruch manifestiert, ist in der Regel ein Schuss oder ein Pressball im Spiel.

Behandlung der Fußbrüche

Sofortmaßnahmen
- Schonung
- Hochlagerung
- Kältetherapie
- Entlastung bis zur sicheren Diagnose mit Stützkrücken

Weiterführende Maßnahmen vom Arzt oder medizinisch ausgebildeten Fachpersonal
- Der Fuß sollte standardmäßig in zwei Ebenen geröntgt werden.
- Bruch der **Basis des V. Mittelfußknochens:** Bei einem **unverschobenen Bruch** raten wir zur Entlastung im Walker-Schuh für vier bis sechs Wochen mit wöchentlichen Röntgenkontrollen. Bei einem **verschobenen Bruch** empfehlen wir eine stabile Verschraubung mit einer kanülierten Schraube und eine anschließende Entlastung für vier Wochen.
- **Zehenbruch ohne Gelenkbeteiligung:** Ein Dachziegelverband für drei bis vier Wochen mit wöchentlichem Verbandswechsel und einer bruchabhängigen Röntgenkontrolle ist ratsam.
- **Zehenbruch mit Gelenkbeteiligung:** Sollte die Gelenkkontinuität nicht mehr erhalten sein (mehr als 30 Prozent der Gelenkfläche betroffen), muss sie erfahrungsgemäß operativ wiederhergestellt und mit Fixationsmaterial (Metalldraht oder Schraube) stabilisiert werden.

Vorbeugung
- Rechtzeitige Sportkarenz bei Beschwerdebeginn
- Passendes Schuhwerk
- Einlagenversorgung bei Bedarf

Sonderformen von Knochenbrüchen

Grünholzbruch des jugendlichen Sportlers

Grünholzbruch

Auf Seite 53 f. ist diese Thematik ausführlich erläutert.

Wachstumsfugenlösung

Wachstumsfugenlösung

Diese Sonderform tritt bei Kindern und Jugendlichen in Erscheinung. Unter der **Wachstumsfuge** versteht man den Bereich des Knochens, in dem das Wachstum stattfindet. Diese befindet sich an beiden gelenknahen Enden eines Knochens. Der Verschluss dieser Fuge – und damit das Ende des Wachstums eines Individuums – geht in der Regel mit der Beendigung der Pubertät einher.
Die Wachstumsfuge entspricht einem Spalt im Knochenverlauf mit sehr hoher Stoffwechselaktivität und Durchblutung und damit großer Regenerationsfähigkeit. Die Tatsache, dass die Mineralisation und damit die Härte des üblichen Knochens in dieser Zone fehlt, macht sie für Verletzungen sehr anfällig.

Formen
Die übliche Klassifikation der Wachstumsfugenlösung erfolgt nach Aitken.
Aitken 0: Diagnosestellung ist rein klinisch. Keine Verletzung im Röntgen sichtbar.

Aitken I: Der Bruchspalt zieht von der Gelenkseite in die Wachstumsfuge.
Aitken II: Der Bruchspalt zieht von der Schaftseite in die Wachstumsfuge.
Aitken III: Der Bruchspalt verläuft auf beiden Seiten durch die Wachstumsfuge.
Aitken IV: Hier liegt ein Abriss eines großen Knochenstücks unter Miteinbeziehung der Wachstumsfuge vor.

Symptome
- Schmerzen
- Schwellung
- Eventuell Bluterguss
- Immobilität (Belastung schmerzbedingt nicht möglich)
- Eventuell Fehlstellung bei Bruchverschiebung

Sofortmaßnahmen
- Schonung
- Hochlagerung
- Kältetherapie

Behandlung der Wachstumsfugenlösung

Weiterführende Maßnahmen vom Arzt oder medizinisch ausgebildeten Fachpersonal
- Das Anpassen einer flexiblen Schiene für den schmerzfreien Transport hat sich im praktischen Alltag bewährt.
- Die Verabreichung von schmerzstillenden Medikamenten durch den behandelnden Arzt erscheint uns sinnvoll.
- Ein Röntgen sollte standardmäßig durchgeführt werden.
- Aitken 0 und unverschobene Aitken-I- bis -III-Verletzung: Hier empfehlen wir die konservative Therapie mit Gipsruhigstellung oder Walker-Schuh für drei (bis zur Pubertät) bis vier (in der Pubertät) Wochen.
- Verschobene Aitken-I- bis -III-Verletzung sowie Aitken IV: In diesem Fall raten wir zur operativen Versorgung mit offener oder gedeckter Einrichtung und Fixierung mittels Draht und/oder Schraube sowie anschließenden Ruhigstellung im Walker-Schuh für drei bis vier Wochen.

Vorbeugung
Die Häufigkeit derartiger Verletzungen nimmt kontinuierlich zu. Als mögliche Ursachen hierfür werden unterschiedliche Faktoren wie Übergewicht, mangelhafte Aktivität und – damit eng verbunden – schlechte koordinative Fähigkeiten bei Jugendlichen diskutiert. Zur Verhinderung solcher Probleme ist es nötig, die Erziehung und Anleitung von Kindern und Jugendlichen im Bereich Sport, Freizeitgestaltung und Ernährung grundlegend zu überdenken.

Nicht unterschätzen!
Eine Lockerung oder Verschiebung des Wachstumsfugenspalts kann zur kompletten Lösung bzw. zum vorzeitigen Verschluss der Fuge und damit zu Störungen im Wachstum der betroffenen Extremität führen.

Ermüdungsbruch des Sportlers

Ermüdungsbruch

Der Knochen hat, wie jedes andere Gewebe auch, eine vorgegebene Belastungsgrenze. Im Wachstumsalter überwiegt die Aktivität der knochenaufbauenden Zellen (Osteoblasten) gegenüber den knochenabbauenden Zellen (Osteoklasten). Mit dem Ende der Wachstumsphase – diese wird bei den meisten Menschen mit spätestens 25 Jahren erreicht – pendelt sich ein Gleichgewicht in der Aktivität dieser Zellen ein, um sich nach einer kurzen Übergangszeit zugunsten der knochenabbauenden Zellen erneut zu verändern. Dadurch lässt sich die Tatsache erklären, dass unter gleicher Belastung über lange Jahre der sogenannte Ermüdungsbruch sich vorwiegend in dieser Phase des Knochenabbaus ereignet, in der die Widerstandsfähigkeit des Knochens plötzlich nicht mehr ausreicht, um die gewohnte Belastung zu bewältigen.

Bevorzugte Lokalisationen
- Schienbeinkopf
- Schambein
- Fersenbein
- Basis des V. Mittelfußknochens (siehe auch Seite 95 f.)

Symptome
- Langsamer Schmerzbeginn (dumpfer Schmerzcharakter)
- Schleichender Schmerzverlauf mit Phasen unterschiedlicher Intensität (häufig Verwechslung mit einer Sehnenentzündung)
- Plötzlich einsetzender Schmerz unter Belastung im Training oder im Spiel (= Zeitpunkt des Knochendurchbruchs)
- Belastung plötzlich nicht mehr möglich
- Schwellung
- Lokaler Druckschmerz

Sofortmaßnahmen

Behandlung des Ermüdungsbruchs

- Entlastung mit Stützkrücken bis zur sicheren Diagnosestellung
- Lokale Kältetherapie zur Schmerz- und Schwellungslinderung
- Sportkarenz bis zur Diagnosesicherung

Weiterführende Maßnahmen vom Arzt oder medizinisch ausgebildeten Fachpersonal
- Ein Röntgen sollte planmäßig durchgeführt werden.
- Die Computertomografie zur Verifizierung des Bruchalters und einer möglichen »Pseudarthrose« (Knochenneubildung ohne definitive Defektüberbrückung und Belastbarkeit) ist aus unserer Sicht empfehlenswert.
- Die konservative Therapie kann unserer Erfahrung nach nur bei unverschobenem Bruch mit Gips- oder Schienenruhigstellung für mindestens sechs Wochen eingeleitet werden.
- Sind die Bruchanteile gegeneinander verschoben oder ist der Knochen in der Defektzone eingebrochen, empfehlen wir eine operative Sanierung.
- Unterstützend sollte die Einnahme von knochenaufbauenden Substanzen (Calcitonin-Spray) in Erwägung gezogen werden.

Vorbeugung
- Der rechtzeitige Gang zum Spezialisten kann die Krankheitsdauer deutlich verkürzen.
- Sportkarenz bei Beschwerdebeginn bis zur definitiven Bruchheilung

Knochenhautentzündung

Knochenhautentzündung

Die Knochenhaut ist die schützende Schicht über jedem Knochen, sie ist mit vielen Gefäß- und Nervenstrukturen ausgestattet. In manchen Körperregionen ist sie kaum von einem schützenden Weichteil umgeben und dadurch extrem anfällig für chronische Reizungen mit zeitweise massiven Schmerzattacken. Bevorzugt treten Entzündungen an den weichteilarmen Regionen des Unterschenkels und des Sprunggelenks auf.

Ursachen
- Falsches Schuhwerk mit erhöhter Druckbelastung an Stellen, wo der Weichteilmantel nur gering oder gar nicht vorhanden ist (Unterschenkel, Sprunggelenk)
- Muskelverhärtung infolge einer Laufbelastung auf ungewohnten, harten Bodenbelägen
- Gelenkinstabilität (z. B. oberes Sprunggelenk)

Sportarten mit erhöhtem Verletzungsrisiko
- Fußball
- Laufsportarten
- Sportarten mit hartem und starrem Schuhwerk (Eislaufen, Eishockey, Skifahren)

Symptome und Diagnose
- Offensichtliche Verspannung der Unterschenkelmuskulatur
- Besserung der Beschwerden nach der Aufwärmphase
- Lokaler Druckschmerz an Stellen, in denen wenig Weichteil zwischen Knochen und Haut liegt (Innenknöchel)
- Schmerzverstärkung bei Heben des Fußes gegen Widerstand (durch die Anspannung der Muskulatur gerät die betroffene Position unter Zug, es entsteht eine Reizverstärkung)

Weiterführende Diagnostik
- Eine Kernspintomografie mit Kontrastmittel zur Darstellung der Belastungszone ist häufig sehr hilfreich.
- Die Injektion von Lokalanästhetika an die betroffene Knochenhaut, unter Beobachtung der Schmerzentwicklung, kann einerseits zur Diagnosesicherung und andererseits zur Besserung des Beschwerdebilds führen.

Sofortmaßnahmen
Zur Verhinderung eines chronischen Verlaufs ist aus unserer Sicht die Reduktion der sportlichen Belastung notwendig. Das bedeutet: Bei Verdacht auf eine Knochen-

hautentzündung sofort das Training beenden und die Beschwerden von einem Arzt abklären lassen.

Weiterführende Maßnahmen vom Arzt oder medizinisch ausgebildeten Fachpersonal

Behandlung der Knochenhautentzündung

- Die Gabe von entzündungshemmenden Medikamenten (Voltaren, Diclofenac) sollte im Vordergrund der Therapie stehen. Wiederholte lokale Injektionen von Schmerzmedikamenten, eventuell in Kombination mit einer einmaligen Kortisongabe, können die Heilungstendenz beschleunigen.
- Oft ist eine bestehende Bandinstabilität der Auslöser für die Beschwerden. Deren Sanierung sollte nach unserer Erfahrung bald stattfinden.
- Das individuelle Anpassen des Schuhwerks nach einer digitalen Laufanalyse ist häufig unumgänglich. Bei Bedarf sollten Einlagen zur Abstützung des Fußgewölbes oder zum Beheben von Achsenfehlstellungen des Beines verordnet werden.
- Bei anhaltenden Beschwerden ist eine Sportkarenz häufig die einzige Möglichkeit, um eine dauerhafte Beschwerdefreiheit des Athleten zu erzielen (zum Konditionserhalt ist ein Ersatztraining mit Schwimmen und Radfahren möglich).
- Bei dauerhaften Symptomen trotz Ausschöpfung der konservativen Möglichkeiten empfehlen wir eine Operation, bei der das erkrankte Gewebe entfernt und mikroskopisch untersucht wird.

Knorpelschaden

Der Knorpel ist die schützende Oberfläche des Knochens im gelenkigen Anteil. Er besteht hauptsächlich aus Wasser, Fett und tierischer Stärke. Eine Trennschicht (Lamelle) liegt zwischen Knochen und Knorpel und gewährleistet die Knorpeldurchblutung aus dem Knochen durch Einsprossen von Blutgefäßen. Mann unterscheidet den hyalinen vom elastischen und Faserknorpel. Der hyaline Knorpel ist am druckelastischsten und kleidet deshalb die meisten Gelenke aus.

Ursachen

Ursachen der Knorpelschäden

Eine hohe Belastung einerseits und eine Gefäßarmut andererseits begünstigen den Knorpelabbau. Eine Regeneration findet aufgrund fehlender regenerationsfähiger Substanzen nach der Pubertät nicht mehr statt. Die einzige Möglichkeit, den Knorpel zu schützen, liegt in der Vorbeugung durch rechtzeitige vernünftige Ernährung (gegebenenfalls durch Nahrungsergänzungsmittel) und Spannungsabbau auf muskulärer Ebene (Dehnung).

Häufigkeit

Das Knie- und Sprunggelenk sowie das Großzehengrundgelenk sind am häufigsten betroffen. Der Grund liegt einerseits in den großen Hebelkräften, die von der Muskulatur (großer Oberschenkelmuskel, Wadenmuskeln, Großzehenbeuger) erzeugt werden müssen, um eine Sprungbewegung zu ermöglichen, und andererseits in der Neutralisierung der Aufprallenergie im Gelenk bei der Landung.

Sportarten mit erhöhtem Verletzungsrisiko
- Laufsport (insbesondere Hürdenlauf)
- Leichathletik (Weit- und Hochsprung)
- Basketball, Volleyball
- Handball
- Fußball

Faktoren, die einen Knorpelschaden begünstigen
- Mangelhafte Dehnung der Muskulatur (da diese einer erhöhte Spannung im Gelenk verursacht)
- Bandinstabilität in den betroffenen Gelenken (Seiten- und Kreuzbänder im Kniegelenk, Außen- und Innenbänder im Sprunggelenk)
- Beinachsenfehlstellung (X- oder O-Beine) mit Überlastung einzelner Gelenkabschnitte
- Gelenknahe Knochenbrüche mit Gelenkbeteiligung und Knorpelaufbruch

Einteilung

Schweregrade des Knorpelschadens

Grad I: leichter Substanzverlust (klinisch und radiologisch nicht fassbar)
Grad II: Knorpelerweichung (klinisch und radiologisch bereits fassbar)
Grad III: Knorpelaufbruch (selbstständige Regeneration jetzt nicht mehr möglich)
Grad IV: »Knorpelglatze« (der schützende Knorpel fehlt komplett)

Symptome
Grad I: in der Regel nicht symptomatisch
Grad II: generalisierte Gelenkschmerzen unter Belastung und Besserung in Ruhe
Grad III: Ruheschmerzen, sportliche Aktivität schmerzbedingt deutlich reduziert, Gelenkerguss nach Belastung, eventuell Überwärmung, Bewegungseinschränkung
Grad IV: deutliche Bewegungseinschränkung mit massiver Schmerzsymptomatik in Ruhe und nach Belastung, immer wiederkehrende Gelenkergüsse, lokale Schwellung und Überwärmung, häufig erhöhter Nachtschmerz (generalisierter Grad-IV-Schaden im Gelenk = **Arthrose)**

Vorbeugen ist leichter als Heilen
Die beste Therapie des Knorpelschadens ist dessen Vermeidung! Wir empfehlen bei sportlich aktiven Menschen den frühzeitigen Einsatz von knorpelaufbauenden Substanzen. Das Angebot ist mittlerweile sehr groß und eine intensive Beratung durch den Fachmann empfehlenswert.

Weiterführende Maßnahmen vom Arzt oder medizinisch ausgebildeten Fachpersonal
- Wir empfehlen bei Verdacht auf einen Knorpelschaden eine Kernspintomografie zur Verifizierung von Verletzungsgrad, Flächenausmaßen und Lokalisation.
- Grad-I- und Grad-II-Veränderungen können konservativ therapiert werden. Der Weg zum Erfolg geht hier über eine primäre Sportkarenz mit krankengymnastischen Dehnungseinheiten.

- Grad-III- und Grad-IV-Veränderungen sollten unserer Erfahrung nach einer Gelenkspiegelung (Arthoskopie) unterzogen werden. Die freien und instabilen Knorpelränder können sich unter Belastung vom restlichen Knorpelgefüge lösen und **freie Gelenkkörper** bilden. Diese kreisen bei Bewegung durch die Gelenkflüssigkeit, nehmen mit der Zeit an Größe zu **(Lawinenphänomen)** und können dadurch andere Knorpelregionen schädigen.
- Die **Microfracture-Technik** zeigt bei Grad-III- und -IV-Defekten mitunter zufriedenstellende Ergebnisse. Hier wird mit einem Stößel der frei liegende Knochen eröffnet. Das ausströmende Blut beherbergt sogenannte **Stammzellen,** die eine Fähigkeit zur Zellneubildung besitzen. Diese belagern den Defekt und bilden nach einer Zeit der Entlastung einen **Regeneratknorpel**, der allerdings nicht die Belastbarkeit eines herkömmlichen hyalinen Knorpels besitzt.
- Große Knorpeldefekte (mehr als 2 bis 3 Zentimeter im Durchmesser) können durch unterschiedliche Techniken der Knorpeltransplantation versorgt werden, wobei die Ergebnisse hiefür in den unterschiedlichen Studien sehr different ausfallen.

Vorbeugung

Knorpelschäden vorbeugen

- Rechtzeitiges Erkennen von Muskel- und Sehnenverkürzungen sowie das Durchführen von intensiven Dehnungsprogrammen halten wir für eine sinnvolle Vorbeugung gegen Knorpelschäden.
- Die frühzeitige Korrektur von extremen Beinachsenfehlstellungen (operativ durch Korrekturoperationen oder konservativ durch Einlagen- bzw. Schienenversorgung) kann bei fachgerechter Durchführung den erwünschten Erfolg erzielen.
- Das geeignete Schuhwerk unter Berücksichtigung der individuellen Gegebenheiten (digitale Laufanalyse, digitale Fußabdruckmessung) ist unserer Meinung nach eine wichtige Voraussetzung, um nicht nur den Knorpel zu schonen, sondern auch um andere Sportverletzungen zu vermeiden.

Sonderform: Osteochondrosis dissecans

Osteochondrosis dissecans

Die Osteochondrose ist die natürliche Umwandlung von Knorpel- in Knochenzellen. Bei der Osteochondrosis dissecans (kurz: OD), einer Sonderform des Knorpelschadens, ist dieser Prozess verzögert, was zur Dickenzunahme des Knorpels führt. Da der Knorpel jedoch keine eigene Durchblutung besitzt, sondern über die oben erwähnte Gefäßeinsprossung aus dem Knochen ernährt wird, kann eine Minderdurchblutung der tiefsten Knorpelschichten die Folge sein. Das betroffene Areal stirbt ab, wobei die Ablösung des Knorpelstücks von der Unterlage das Endstadium der Erkrankung darstellt.

Faktoren, die eine OD begünstigen

- Bandinstabilität
- Ein Trauma als Ursache für die Erkrankung wird diskutiert.
- Bei Kindern und Jugendlichen tritt die Krankheit deutlich häufiger auf.
- Es besteht kein eindeutiger Zusammenhang zwischen sportlicher Aktivität und der Erkrankung.

Stadieneinteilung
Grad I: Es besteht eine Zone der Minderdurchblutung an der Knorpel-Knochen-Grenze.
Grad II: Die Trennschicht (Lamelle) zwischen Knorpel und Knochen bricht auf.
Grad III: Das betroffene Knorpelareal demarkiert sich von der Umgebung, bleibt aber noch als sogenanntes **Mausbett** im Gefüge.
Grad IV: Das Knorpelstück löst sich vom Gefüge und kreist im Gelenk.

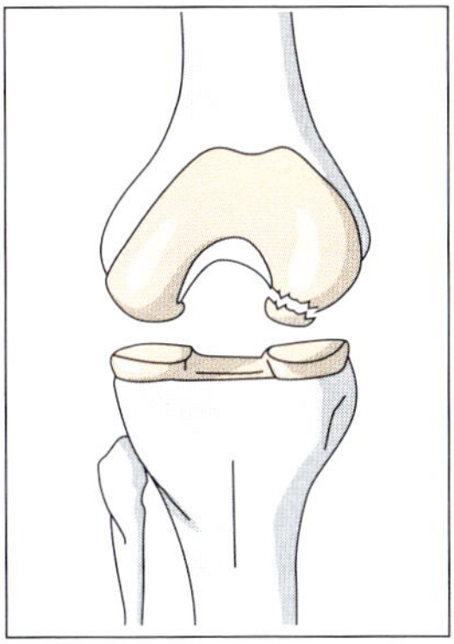

Osteochondrosis dissecans (mit abgelöstem Knorpelstück) im Kniegelenk

Symptome
Grade I und II: Diese Veränderungen können mit diffusen Schmerzen in Ruhe oder unter Belastung verbunden sein. In der Regel handelt es sich jedoch um Zufallsbefunde.
Grade III und IV: Diese Defekte gehen mit deutlicher Schmerzsymptomatik, Schwellung und Überwärmung unter Belastung einher. In diesem Stadium ist die sportliche Belastung nicht mehr möglich.

Sofortmaßnahmen
Bei den ersten Verdachtsmomenten ist eine konsequente Sportkarenz und Entlastung ratsam.

Weiterführende Maßnahmen vom Arzt oder medizinisch ausgebildeten Fachpersonal

- Eine Kernspintomografie mit Kontrastmittel ist unserer Erfahrung nach die einzige Möglichkeit der Diagnosesicherung.
- **Grade I und II:** Eine konsequente Entlastung bis zu drei Monaten kann eine komplette Heilung erzielen. Falls die konservative Therapie versagt, ist eine Operation durch eine retrograde Anbohrung (Setzen eines Bohrkanals von der Knochenseite in Richtung Knorpel) möglich. Durch eine Durchblutungsverbesserung kann der Krankheitsverlauf günstig beeinflusst werden. Die Ergebnisse dieser Therapie fallen jedoch sehr unterschiedlich aus.
- **Grade III und IV:** Hier empfehlen wir eine Gelenkspiegelung mit knorpelsanierenden Maßnahmen (Aufbohrung, Knorpel-Knochen-Transplantation).

Leistenschmerz

Dies ist die generalisierte Bezeichnung für Schmerzen in der Leiste mit unterschiedlichen Ursachen. Eine Vielzahl an Krankheitsbildern projizieren Schmerzsymptome in die Leistenregion und machen damit die eindeutige Zuordnung der Beschwerden für den Betreuer und den Sportarzt sehr schwierig. Um die Ursache einiger Erkrankungen zu verstehen, ist ein Verständnis von der Anatomie des Leistenkanals notwendig.

Anatomie

Aufbau der Leiste

Beim Leistenkanal handelt es sich um ein tunnelartiges Gebilde in der Leiste, das eine Verbindung zwischen dem Bauchinneren und dem Bauchäußeren darstellt. Diese Verbindung verschließt sich beim Mann mit dem Senkvorgang der Hoden vom Oberbauch in den Hodensack. Der Kanal ist nach diesem Vorgang mit den Strukturen gefüllt, die von den Hoden beim Abstieg vorgeschoben werden (Bauchfell), und beinhaltet Hodenarterie, Hodenvene und Samenstrang. Der Eingang und der Ausgang in den Kanal entsprechen Öffnungen in den oberflächlichen und tiefen Schichten der Bauchmuskulatur. Der Leistenkanal der Frau beinhaltet das sogenannte Mutterband *(Ligamentum teres uteri)*. Hierbei handelt es sich um eine muskuläre Struktur, die für die Aufhängung der Gebärmutter verantwortlich ist und eine zusätzliche Verstärkung des Leistenkanals garantiert. (Die Häufigkeit eines Leistenbruchs bei Sportlerinnen ist im Vergleich zu männlichen Sportlern verschwindend gering und eine Operation risikoarm, da der fehlende Samenstrang nicht verletzt werden kann.)

Im Bereich der Leiste ergeben sich sehr unterschiedliche Krankheitsbilder.

Leistenbruch

Entstehung des Leistenbruchs

Eine Schwachstelle bzw. Riss in der Wand des Leistenkanals führt zum Austritt von Strukturen aus der Bauchhöhle (Darm) durch den Kanal. Dies kann akut durch einen plötzlichen Druckanstieg in der Bauchhöhle durch massives Anspannen der Bauchmuskulatur verursacht werden.

Ist der Defekt groß, bewegt sich der vorgewölbte Darmanteil abhängig von der Drucksituation in der Bauchhöhle zwischen Eingang und Ausgang des Leistenkanals ständig hin und her. Ist der Defekt klein, klemmen sich die Darmanteile nach dem Austritt aus dem Kanal ein und können nicht mehr zurück. Dies führt zu einer Minderdurchblutung des betroffenen Darmabschnitts.

Sportarten mit erhöhtem Verletzungsrisiko

- Gewichtheben
- Bodybuilding
- Fußball (Schussbeinseite)

Notfall!

Bei einem Leistenbruch handelt es sich um einen absoluten chirurgischen Notfall, da die Mangeldurchblutung zum Zelltod im betroffenen Darmabschnitt führt!

Symptome

- Plötzlicher stechender Schmerz bei der Entstehung des Leistenbruchs
- Schmerzzunahme bei der Aktivierung der Bauchpresse (Sit-ups, Sprint)
- Schmerzauslösung durch Husten
- Tastbare Vorwölbung in der Leiste beim Husten
- Permanenter unbändiger Schmerz bei Einklemmung

Sofortmaßnahmen
- Schonung in entspannter Position für den Transport (Seitenlage und gebeugte Hüfte)
- Sportkarenz konsequent einhalten

Weiterführende Maßnahmen vom Arzt oder medizinisch ausgebildeten Fachpersonal
- Gabe von schmerzstillenden Medikamente durch den behandelnden Arzt
- Zeitnaher Bauchultraschall zur Diagnosesicherung
- Einrenkungsversuch bei Einklemmung durch den Fachmann

Schnell reagieren!
Die sofortige Operation bei Einklemmung der vorgewölbten Darmanteile ist notwendig, um einen dauerhaften Schaden des betroffenen Darmabschnitts durch Minderdurchblutung zu verhindern.

Vorbeugung
Bei Gewichthebern und Bodybuildern ist das Erlernen der richtigen Hebetechnik essenziell, um derartige Verletzungen zu vermeiden.

Weiche Leiste (»Sportbruch«)

»Sportbruch« oder weiche Leiste

In einigen Fällen liegen Symptome des Leistenbruchs vor, ohne dass ein klinischer oder diagnostischer Nachweis dafür erbracht werden kann. Es wird angenommen, dass eine angeborene Schwäche in der Hinterwand des Leistenkanals vorliegt und die Bauchpresse durch den Druck auf die im Leistenkanal verlaufenden Nervenstrukturen als unangenehmer Schmerz mit Ausstrahlung wahrgenommen wird.

Therapieansatz
Eine Möglichkeit zur Symptomvorbeugung ist das Erlernen der richtigen Atemtechnik durch alternative Übungen im Rahmen von **Yoga** oder **Pilates.** Hierbei werden Zwerchfell, Beckenboden-, Rücken- und Bauchmuskulatur koordiniert trainiert, sodass die alleinige Belastung der Bauchmuskulatur bei sportlicher Aktivität unter Umständen vermieden wird.

Hodenbruch

Hodenbruch

Findet ein Darmstück beim Mann den Weg durch den Leistenkanal in den Hodensack, liegt ein sogenannter Hodenbruch *(Skrotalhernie)* vor.

Symptome
- Ausgeprägte Schmerzen durch Druck auf Hoden und Nebenhoden
- Deutliche Größenzunahme des betroffenen Hodensacks
- Eventuell Bluterguss durch Verletzung von Gefäßen
- Kribbeln im betroffenen Hodensack durch Druck auf die Nervenstrukturen

Sofortmaßnahmen
Transport in das nächstliegende Krankenhaus

Weiterführende Maßnahmen vom Arzt oder medizinisch ausgebildeten Fachpersonal
Eine operative Einrenkung des vorgewölbten Darmanteils und Verschluss des Defekts in der Bauchwand durch den Fachmann ist angezeigt. Bis dahin sollte eine ausreichende Schmerztherapie durch den behandelnden Arzt erfolgen.

Adduktoren-Syndrom

Adduktoren-Verletzung

Hierbei handelt es sich um eines der häufigsten Krankheitsbilder im Sport. Eine übermäßige und einseitige Beanspruchung der Adduktoren-Muskulatur (zieht den Oberschenkel zur Körpermittellinie heran) führt zur Spannungssteigerung in der Muskulatur mit entsprechendem Beschwerdebild. Die Beschwerden können aber auch durch eine Entzündung am sehnigen Ansatz der Muskelgruppe in der Schambeinregion verursacht werden. Die statische Belastung der Muskulatur beim Reiten oder Radfahren steigert die Wärmeproduktion am Sehnenansatz mit den bereits bekannten Folgen.

Sportarten mit erhöhtem Verletzungsrisiko
- Reiten
- Radsport
- Inlineskating
- Eishockey, Eisschnelllauf

Symptome
- Schmerzen unterhalb der Leiste und am Schambein oder im Muskelverlauf an der Oberschenkelinnenseite (abhängig von der Belastungslokalisation)
- Schmerzzunahme beim Heranziehen des Oberschenkels zur Körpermitte gegen Widerstand
- Anlaufschmerz

Sofortmaßnahmen
- Sportkarenz
- Kälte- und Wärmetherapie im Wechsel (mit einer durchblutungssteigernden Salbe wie z. B. Voltaren)
- Unterstützender fachgerechter Tapeverband

Weiterführende Maßnahmen vom Arzt oder medizinisch ausgebildeten Fachpersonal
- Gabe von schmerzstillenden und entzündungshemmenden Medikamenten durch den behandelnden Arzt
- Eine Kernspintomografie mit Kontrastmittel zur Diagnosesicherung und Ausschluss anderer Ursachen (Muskelriss, knöcherner Muskelausriss am Ansatz) ist aus unserer Sicht hilfreich.

- Eine detonisierende (spannungsmindernde) Krankengymnastik führt zu einer dauerhaften Entlastung der Muskelgruppe. Hierbei genügt es aus unserer Sicht nicht, die Adduktoren-Gruppe isoliert zu behandeln, sondern es sollten vielmehr die Muskelgruppen mit entgegengesetzter Aktivität (Abduktoren) und die Gruppe der Hüftaußendreher (Gesäßmuskulatur) in das Therapieregime einbezogen werden.

Vorbeugung
- Frühzeitige Sportkarenz bei Beschwerdebeginn
- Früherkennung und Behandlung von begünstigenden Faktoren wie einer Fehlstellung in der Hüfte mit verstärkter Verdrehung nach außen (»Charlie-Chaplin-Gang«) und damit vermehrter Zugbelastung der Sehne
- Konsequente dynamische Dehnung vor jedem Training oder Wettbewerb sowie muskelentspannende Massagen danach

Logensyndrom

Die Muskulatur im menschlichen Körper ist in Gruppen unterteilt und durch bindegewebige Trennschichten (Faszien) in einzelne »Logen« (Kompartimente) zusammengedrängt. Wichtige Strukturen wie Arterien, Venen und Nerven verlaufen zwischen diesen Logen in eigenen abgetrennten Räumen. Bei einer Verletzung der betroffenen Körperregion (Riss einer Arterie oder Vene, Defekt eines Muskels oder Knochenbruch) kommt es zur Einblutung in diese Logen, die für den Verletzungsfall eine gewisse Ausweichkapazität für das eingedrungene Blutvolumen zur Verfügung stellen. Ist diese Kapazität ausgeschöpft und ein Stillstand der Blutung nicht

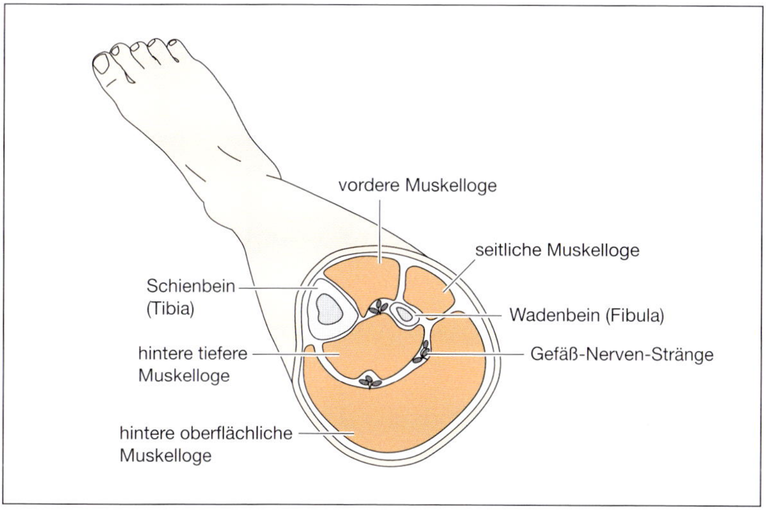

Muskellogen am Beispiel des rechten Unterschenkels

eingetreten, kommt es automatisch zum Druckanstieg im Gewebe, der eine Verengung der Blutgefäße zur Folge hat, und daraus resultierend zu einer Minderdurchblutung des darunter gelegenen Gewebes **(Logensyndrom).** Der vermehrte Druck auf die in diesem Gebiet verlaufenden Nerven kann innerhalb sehr kurzer Zeit zu einer nicht umkehrbaren Nervenschädigung führen. Der Druck auf die Muskulatur verursacht einen Zelltod im Muskelgewebe, der zum Teil gravierende Ausmaße annehmen kann.

Sportarten mit erhöhtem Verletzungsrisiko
- Kontaktsportarten
- Kampfsport
- Motorsport

Symptome

Beschwerden beim Logensyndrom

- Massive Schwellung
- Eventuell Bluterguss
- Verhärtung des Muskelgewebes (Untersuchung erfolgt immer im Seitenvergleich)
- Ausgeprägtes Schmerzbild ohne wesentliche Besserung durch Schmerzmittel
- Vernichtungsgefühl (Patient interpretiert das Beschwerdebild als das »Absterben« der betroffenen Region)
- Taubheitsgefühl in der verletzten Region und unterhalb davon (Druck auf Nerven und Minderdurchblutung durch Verengung der Gefäße)
- Abgeschwächter Puls unterhalb der Schwellung

Sofortmaßnahmen

Behandlung des Logensyndroms

- Schonung und Hochlagerung
- Intensive Kältetherapie
- Rückenlage für den Transport

Absoluter Notfall!
Beim Logensyndrom ist ein sofortiger Transport in das nächste Krankenhaus mit chirurgischer Versorgung angeraten!

Weiterführende Maßnahmen vom Arzt oder medizinisch ausgebildeten Fachpersonal
- (Intravenöse) Gabe von abschwellenden Medikamenten durch den behandelnden Arzt
- Röntgen zum Ausschluss eines Bruchs
- Messung des **Fasziendrucks** (die definitive Entscheidung zur Operation sollte jedoch unabhängig von diesem Parameter, abhängig vom klinischen Beschwerdebild des Patienten getroffen werden)
- Bei beginnender Muskelverhärtung muss die Indikation zur operativen Spaltung der Faszien (bindegewebige Trennschicht der Muskellogen) zur Druckentlastung vom Unfallchirurgen gestellt werden.

Vorbeugung
Die Vorbeugung eines Logensyndroms besteht im adäquaten Schutz (Schienbeinschoner) der am häufigsten betroffenen Körperregionen (Oberschenkel, Unterschenkel, Fuß). Die baldige Aktivierung der Behandlungskette bei Verdacht auf ein Logensyndrom ist essenziell, um eine rechtzeitige Therapie einzuleiten und Komplikationen (bleibende Nerven- und Muskelschäden, im schlimmsten Fall Amputation) zu vermeiden.

Lungenkollaps (Pneumothorax)

Lungenkollaps

Die Lunge besteht aus zwei Flügeln, die innerhalb des Brustkorbs untergebracht sind. Der Raum zwischen den Lungenflügeln wird als **Mittelfellraum** *(Mediastinum)* bezeichnet. Der Schutz der Lunge erfolgt durch die Rippen, die vorn mit dem Brustbein und hinten mit der Wirbelsäule gelenkig verbunden sind. Die Rippeninnenfläche ist mit dem **Rippenfell** überzogen. Zwischen der äußeren Lungenhülle (**Lungenfell** oder *Pleura*) und dem Rippenfell herrscht ein Vakuum (Unterdruck), der die Entfaltung der Lunge beim Einatmen durch das Heben des Brustkorbs garantiert. Der Verlust dieses Vakuums ist Ursache für einen Lungenkollaps, da die Aufhängung des Lungenfells an der Brustkorbinnenfläche nicht mehr gewährleistet ist.
Die Ursachen für eine Verletzung des Lungenfells sind:
- Rippenbruch mit Aufspießung des Lungenfells
- Bruch des Brustbeins
- Aufspießen des Lungenfells durch einen spitzen Gegenstand

Durch die Eröffnung des Lungenfells tritt Luft in den Spalt, und der Unterdruck kann nicht mehr aufrechterhalten werden. Es kommt zu einem Lungenkollaps.

Lebensgefährlicher Spannungspneumothorax

Eine Sonderform dieser Verletzung stellt der **Spannungspneumothorax** dar. Hier entsteht im Riss ein Ventilmechanismus, der bei jedem Atemzug Luft einsaugt, die aber nicht mehr entweichen kann. Dadurch wird der Luftdruck, der auf der Lunge lastet, immer größer und die Atmung damit unmöglich. Diese Form des Lungenkollapses stellt bei Tauchern eine ganz besondere Gefahr dar. Bei der Auftauchphase dehnt sich die Luft im Spalt immer weiter auf, Herz und große Gefäße werden verdrängt, und es kommt zum Tod durch **Kreislaufstillstand**.

Sportarten mit erhöhtem Verletzungsrisiko
- Tauchen
- Kontaktsportarten wie Rugby und American Football

Symptome
- Plötzlicher stechender Schmerz
- Atemnot
- Antriebslosigkeit und Müdigkeit durch schlechte Sauerstoffsättigung im Blut
- Pfeifendes Geräusch, Bewusstlosigkeit und Kreislaufstillstand beim Spannungspneumothorax

Sofortmaßnahmen

Behandlung des Lungenkollaps

- Alarmieren Sie den Rettungsdienst.
- Lagern Sie den Patienten mit möglichst aufrechtem Oberkörper, sodass er sich mit den Armen hinten abstützen kann, um ihm die Atmung zu erleichtern.
- Nehmen Sie ihm schwere Sportausrüstung ab, auch das erleichtert der Atemmuskulatur die Arbeit.
- Decken Sie eine vorhandene offene Wunde steril und dicht ab, um die oben erwähnte Ventilfunktion zu unterbrechen.
- Steckt ein Fremdkörper (z. B. Holzstück) in der Wunde, ziehen Sie ihn nicht heraus.
- Kontrollieren Sie regelmäßig Puls, Atmung und Bewusstseinszustand des Patienten und beginnen Sie gegebenenfalls mit Wiederbelebungsmaßnahmen, bis der Notarzt eintrifft.

Weiterführende Maßnahmen vom Arzt oder medizinisch ausgebildeten Fachpersonal

- Röntgen zur Diagnosesicherung und Verifizierung von Rippenbrüchen sollte standardmäßig durchgeführt werden.
- Die Sauerstoffgabe über eine Sauerstoffmaske zur Überwindung der Atemnot und Verbesserung der Sauerstoffsättigung im Blut ist empfehlenswert.
- Eine Blutgasanalyse sollte durchgeführt werden, um die Sauerstoffsättigung (prozentueller Anteil von Sauerstoff im Blut) festzustellen.
- Bei ausreichender Sauerstoffsättigung und fehlender Atemnot wird eine konservative Therapie unter stationärer Beobachtung und laufenden Röntgenkontrollen empfohlen. Dies ist nur möglich, wenn der Lungenkollaps randständig lokalisiert ist (sogenannter Mantelkollaps).
- Bei ausgeprägtem Lungenkollaps mit Atemnot und schlechter Sauerstoffsättigung empfehlen wir das Einbringen einer **Bülau-Drainage** (Schlauchsystem zum Druckausgleich und Wiederherstellung des notwendigen Unterdrucks zur Entfaltung des Lungengewebes) in den Brustkorb.

Muskel- und Sehnenverletzungen

Verletzungen von Muskeln und Sehnen

Ein Muskel wird in seinem Verlauf in anatomisch unterschiedliche Gewebestrukturen, die funktionell jedoch eine Einheit bilden, unterteilt:
Ursprung: Sehnengewebe mit Befestigung am Knochen
Muskelbauch: Muskel mit der Aufgabe der Energieproduktion durch das Ineinandergleiten der Muskelfasern (Anspannung)
Ansatz: Sehnengewebe mit Befestigung am Knochen mit der Aufgabe der Energieübertragung an die Gelenke (Umwandlung der Spannungsenergie in Wärme und Abpufferung durch die Sehne, es besteht Entzündungsgefahr am Ansatz der Sehne)

Vereinfacht dargestellt wird der Muskelbauch oben und unten durch die sehnigen Ausläufer am Knochen befestigt. Viele einzelne **Muskelfasern** setzen sich zu einem **Muskelbündel** und eine Gruppe von Muskelbündeln zu einem **Muskelbauch** zusammen. Die Gruppe aus Muskelbäuchen bildet wiederum den **Muskel.** Das Muskelgewebe geht in **Sehnengewebe** über und setzt am Knochen an.

Funktion

Muskelfunktion

Muskel: Die mehr als 300 Muskeln des menschlichen Körpers sind Muskelgruppen zugeordnet. Jede dieser Muskelgruppen erfüllt eine oder mehrere Funktionen (z. B. Beugung und Innendrehung oder Streckung und Außendrehung). Man unterscheidet Muskelgruppen mit gleicher oder ähnlicher Funktion **(Agonisten)** von Muskelgruppen mit entgegengesetzter Funktion **(Antagonisten).** Der Bewegungsablauf in den Gelenken wird erst durch das Zusammenspiel dieser Muskelgruppen ermöglicht. Hieraus ergibt sich die absolute Notwendigkeit eines **Gleichgewichts** zwischen Muskeln oder Muskelgruppen mit entgegengesetzter Funktion. Ein **Ungleichgewicht** mit Dominanz einer der beiden Gruppen ist ein sicherer Schritt zu unkoordinierten Bewegungsmustern mit den daraus resultierenden Schäden im Bereich der Muskulatur und der dazugehörigen Sehnen, aber auch der Gelenke, die durch die entsprechenden Muskelgruppen bewegt werden.

Sehnenfunktion

Sehne: Einerseits soll durch die Fixierung des Muskelbauchs die Muskelanspannung ermöglicht werden, andererseits sollen durch die Übertragung der dabei erzeugten Energie die Gelenke in Bewegung gesetzt werden.

Faktoren, die eine Muskelverletzung begünstigen

- Mangelhafte Dehnung
- Diskrepanz zwischen Muskelvolumen und Durchblutung: Die Muskelfasern werden durch zahlreiche Gefäße versorgt. Über 90 Prozent dieser Gefäße sind in Ruhe verschlossen (Flow in Ruhe: 0,8 Liter pro Minute = 15 Prozent des Herzauswurfs). Unter Muskelaktivität öffnen sich diese Kanäle und versorgen den Muskel mit Blut (Flow unter Belastung: 18 Liter pro Minute = 72 Prozent des Herzauswurfs). Bei übermäßig großem Muskelvolumen reicht die Gesamtblutmenge nicht mehr aus, um die Muskulatur mit ausreichend Blut zu versorgen, und es kommt zum Untergang von einzelnen Muskelfasern.
- Überlastung der Muskulatur durch mangelhafte koordinative Fähigkeiten
- Überlastung der Muskulatur durch mangelhafte Bandstabilität in den Gelenken
- Überlastung der Muskulatur durch unpassende Ausrüstung (Schuhwerk)
- Störung der Muskelfunktion durch Elektrolytmangel mit einer erhöhten Gefahr zur Ausbildung von Muskelkrämpfen und Muskelverletzungen
- Defizite in der zentralen Steuerung von Muskelgruppen (die Steuerung der Bewegungsabläufe eines Muskels erfolgt durch die Nervenstrukturen, die diesen Muskel versorgen = neuromuskuläre Steuerung), die von mehr als einem Gelenk beansprucht werden (Beispiel: rückseitige Oberschenkelmuskulatur = *Bizeps*, beugt das Kniegelenk und streckt gleichzeitig das Hüftgelenk; ist das Zusammenspiel zwischen diesen zwei Bewegungsabläufen nicht optimal koordiniert, kommt es zwangsläufig zur Überlastung einer Einheit).

Faktoren, die eine Sehnenverletzung begünstigen

- **Sehnenverkürzung:** Regelmäßiges Training vergrößert das Muskelvolumen und steigert dadurch die Spannung im Sehnengewebe. Wird diese Spannung durch konsequentes Dehnen nicht reduziert, kommt es zu einer Verkürzung der Sehne.

- **Sehnenentzündung:** Die im Muskel erzeugte Energie wird durch die Sehnen weitergeleitet und im Sehnengewebe teilweise in Wärme umgewandelt. Übersteigt diese Wärmeproduktion in manchen Sportarten (Hürdenlauf, Hochsprung, Basketball, Volleyball) die üblichen Werte, kommt es zur Sehnenentzündung.
- **Sehnendegeneration:** Tritt die Entzündung gehäuft an derselben Stelle auf – und ist somit eine chronische (also immer wiederkehrende) Entzündung –, führt dies zum Untergang von Sehnengewebe und damit zur Degeneration. Dieses Absterben von Gewebe schwächt die Sehne in ihrer Belastbarkeit und erhöht damit die Verletzungsgefahr (Achillessehnenriss auf der Basis einer Degeneration).
- Falsches Schuhwerk
- Bandinstabilität in den Gelenken: Bei nicht funktionstüchtigem Bandapparat im oberen Sprunggelenk versuchen andere Strukturen, wie z. B. die Achillessehne, das Gelenk zu stabilisieren, was zur Überlastung führt.
- Falsche Ernährung: Eine Übersäuerung des Gewebes fördert in der Regel die Entzündungsgefahr im Sehnengewebe.

Vorbeugung

Für einen dauerhaft leistungsfähigen Körper ist ein Verständnis der darunter liegenden Strukturen, die von den Muskeln und ihren Sehnen bewegt werden, notwendig. Hierzu sollte der Körper in verschiedene Einheiten eingeteilt werden.

Kopfeinheit

Einheiten des Körpers: Kopf

Die Halswirbelsäule (HWS) stützt den Kopf; verschiedene Muskelgruppen bewegen beide einerseits im Raum und stützen sie andererseits stabil. Dabei kommt dem Zusammenspiel der vorderen und hinteren Halswirbelsäulenmuskulatur eine entscheidende Rolle zu. Verschiedene Fehlhaltungsvarianten des Kopfes können unterschiedliche Auswirkungen haben:

Verkippen nach hinten: Kopf liegt im Nacken, dies führt zu einer Verkürzung der hinteren Kopf- und Halswirbelmuskulatur mit »Hohlkreuzbildung« im Bereich der HWS und Abknicken der Blutgefäße, die für die Durchblutung des Kopfes verantwortlich sind. Außerdem kommt es zu einer Überdehnung der vorderen HWS-Muskulatur mit Verengung der Halsschlagader.

Verkippen nach vorn: Eine Überstreckung der HWS setzt mit einer spiegelverkehrten Reaktion der Strukturen im Vergleich zum vorhergehenden Fall ein.

Verkippen zur Seite: Hier kommt es zur einseitigen Verkürzung der Muskulatur und der Bänder, zum Verschluss der Facettengelenke im entsprechenden Wirbelsäulensegment der betroffenen Seite, zur Überdehnung der gegenüberliegenden Muskel- und Bandstrukturen sowie zur beidseitigen negativen Beeinflussung der Durchblutung.

Nur bei einer optimalen Kopfhaltung ist der Muskeleinsatz ökonomisch und ungefährlich in Bezug auf eine Verletzung. Die ideale Kopfhaltung ergibt sich aus einem 90-Grad-Winkel zwischen der Längsachse der HWS und einer gedachten Linie von vorn durch die Augenhöhlen.

Beckeneinheit

Die Haltung des Beckens ist von entscheidender Bedeutung für die Stellung der Wirbelsäule, die Position des Oberschenkelhalses und die Bewegungsabläufe im Bereich der unteren Extremitäten. Verschiedene Fehlpositionen können hier in Betracht gezogen werden:

Einheiten des Körpers: Becken

Verkippen nach hinten: Dadurch entsteht eine Überstreckung im Bereich der Lendenwirbelsäule (LWS) mit erhöhter Spannung der stabilisierenden Bänder und Muskeln in dieser Region. Daraus resultiert ein Rundrücken auf Höhe der Brustwirbelsäule (BWS) mit Verengung des Brustkorbs (Negativbeeinflussung der Atmung) sowie einer Verkürzung der Bauchmuskulatur mit vermehrter Druckbelastung des Zwerchfells und der Beckenbodenmuskulatur. Aus diesen Faktoren ergibt sich eine gravierende Destabilisierung im Bereich des Körperkerns mit der erhöhten Gefahr einer Überlastung auf muskulärer Ebene und den daraus entstehenden Verletzungen.

Verkippen nach vorn: Hier entsteht ein Hohlkreuz mit Verkürzung der stabilisierenden Muskel- und Bandstrukturen. Eine Überdehnung der Bauchmuskulatur beeinflusst die Atmung negativ.

Beckenverwringung: Hier kippt eine Beckenhälfte nach hinten und die andere nach vorn. Eine Blockade im Steißbein-Becken-Gelenk sowie eine Fehlposition der Hüftgelenke mit Verlängerung bzw. Verkürzung der Beinlänge auf der entsprechenden Seite sind die Folgen. Zwangsläufig schleicht sich auf dieser Basis eine muskuläre Dysbalance mit einer erhöhten Verletzungsgefahr ein.

Wirbelsäule-Brustkorb-Einheit

Die Wirbelsäule (starre Einheit) bewirkt eine Balance zwischen Kopf und Becken. Hier erfolgt die Kraftübertragung in beiden Richtungen und im Idealfall gleichmäßig auf beide Beine und beide Arme verteilt.

Einheiten des Körpers: Wirbelsäule-Brustkorb

Der Brustkorb (mobile Einheit) wird durch die Gewichtsverlagerung von Kopf und Becken wie eine Ziehharmonika geöffnet und geschlossen. Hier folgen die oberen Rippenanteile der Kopfbewegung, die unteren Anteile der Beckenbewegung. Mit der Entfaltung der Rippen durch die Atemmuskulatur wird eine Atmung erst ermöglicht.

Die Haltung der Wirbelsäule entscheidet zwangsläufig über die Position des Brustkorbs im Raum und damit über das Verhalten der Gelenke, Muskeln, Sehnen und Bänder im Bereich des Schultergürtels und der oberen Extremitäten sowie über eine ökonomische Atembewegung.

Hüfteinheit

Das Hüftgelenk ist für die Kraftübertragung von der unteren Extremität auf den Oberkörper verantwortlich. Durch die straffe Anspannung der Bänder im Gelenk während des aufrechten Ganges, des Laufens oder des Springens wird dies erst ermöglicht. Eine Fehlstellung im Gelenk (vermehrte Innen- oder Außendrehung) führt zur inadäquaten Kraftübertragung mit vermehrtem Verschleiß im Gelenk selbst und einer Überlastung der Muskel- und Sehnenstrukturen innerhalb der Kette.

Einheiten des Körpers: Hüften

Zusammenfassung: Muskel- und Sehnenverletzungen vorbeugen
Zur dauerhaften Entlastung und damit zur Verletzungsvorbeugung der Muskulatur ist eine korrekte Körperhaltung unumgänglich. Der Winkel zwischen der Längsachse der Halswirbelsäule und einer gedachten Linie durch die Augenhöhlen beträgt im Idealfall 90 Grad.
Die Schulterblätter sollten nach hinten und unten gezogen werden, um eine Entfaltung des Brustkorbs zu gewährleisten.
Das Becken steht bestenfalls in der Verlängerung der Lendenwirbelsäule und ist nicht gekippt.
Die Position der Hüftgelenke ergibt sich einerseits aus der Position des Beckens und andererseits aus der Haltung der Beine (Beinachsenfehlstellung, Bandinstabilität, mangelhaft ausgeprägtes Fußgewölbe). Um dies positiv zu beeinflussen, sollten die auslösenden Ursachen beseitigt werden.

Formen der Muskelverletzung

Muskelkrampf

Muskelkrampf: Einzelne Muskelfasern bestehen aus noch kleineren Einheiten, den Filamenten (Aktin- und Myosinfilamente). Diese gleiten bei der Muskelanspannung ineinander und bei der Entspannung wieder auseinander. Um diesen Vorgang kontinuierlich zu gewährleisten, sind bestimmte Substanzen wie Glykogen (tierische Stärke) und körpereigene Salze (Magnesium) notwendig. Gehen diese dem Körper unter Belastung verloren, ohne ersetzt zu werden, kann der Vorgang nicht fortgesetzt werden, und die Filamente können nach der Anspannungsphase nicht mehr auseinandergleiten. Es kommt zu einem Krampf.

Muskelkater

Muskelkater: Zum Entstehen des Muskelkaters gibt es verschiedene Theorien. Die erste geht davon aus, dass im Rahmen des Trainings im anaeroben Bereich (unter Sauerstoffschuld) Milchsäure, also Laktat, produziert wird, die im Gewebe und insbesondere in der Muskulatur abgelagert wird und ein Spannungsgefühl verursacht – den Muskelkater. Die zweite Theorie besagt, dass das Aufbautraining nach längerer Pause oder das Durchführen von ungewohnten Übungen zum Untergang von nicht anpassungsfähigen Muskelzellen führt, die durch neues Gewebe ersetzt werden müssen.

Zerrung

Zerrung: Das übermäßig schnelle Außeinanderziehen innerhalb der Dehnungsgrenze eines Muskels führt zur vorübergehenden Überdehnung der Muskelfasern, die sich jedoch unter Schonung wieder vollständig erholen können.

Prellung

Prellung: Der Schlag auf einen Muskel führt einerseits zur Quetschung, andererseits zur Dehnung einzelner Muskelfasern. Je nach Intensität der einwirkenden Kraft können einzelne oder mehrere Fasern und sogar ganze Muskelbündel betroffen sein.

Teilriss

Teilriss: Die Dehnung der Muskelfasern über die normale Dehnungsgrenze hinaus führt zum Riss einzelner Fasern. Betroffen ist eine einzelne Muskelfaser oder ein bis mehrere Muskelbündel (keine Einschränkung der Muskelfunktion).

Komplettriss

Komplettriss: Die einwirkenden Kräfte (Dehnungs- oder Spannungskräfte) übersteigen die Grenze der Reißfestigkeit. Es kommt zu einem Komplettriss (in der Regel sind einzelne Muskelbäuche betroffen, die geringe bis deutliche Einschränkung der Muskelfunktion verursachen).

Formen der Sehnenverletzung

Sehnen-
entzündung

Entzündung: Die Entzündung der Sehne kann den gesamten Sehnenverlauf betreffen, nah am Muskelansatz oder nah am knöchernen Ansatz lokalisiert sein. Die Entzündung kann die Sehnenscheide (siehe dazu auch das Kapitel »Sehnenscheidenentzündung«, Seite 130 ff.) befallen. Ursache ist eine übermäßig produzierte Spannungsenergie in der Muskulatur (durch mangelhafte Dehnung), die in der Sehne in Wärme umgewandelt wird und auf Dauer zur Reizung und damit zu einer Entzündung führt.

Degeneration

Degeneration: Bleibt eine akute Entzündung unbehandelt, entsteht ein immer wiederkehrender Reizzustand (chronische Entzündung). Dies führt im Verlauf zum Vitalitätsverlust des Sehnengewebes und damit zum Zelluntergang (Degeneration).

Sehnenver-
kalkung

Sehnenverkalkung: Kann eine chronische Entzündung im Sehnengewebe vom Organismus nicht beherrscht werden, wird das betroffene Gewebe in Kalk (totes Sehnengewebe) umgewandelt. Trotz der Annahme, dass dies ein nicht umkehrbarer Prozess sei, werden häufig Fälle einer Verkleinerung bis hin zum völligen Verschwinden des Kalkgewebes beobachtet.

Teilriss

Teilriss: Auf der Basis einer permanenten Überlastung oder durch plötzliches, sehr schnelles Überschreiten der natürlichen **Sehnendehnungsgrenze** oder durch einen Schlag auf eine maximal gedehnte Sehne können Teilrisse im Verlauf der Sehne entstehen.

Komplettriss

Komplettriss: Die gleichen Mechanismen, die einen Teilriss verursachen, können zum Komplettriss der Sehne führen.

Symptome einer Muskelverletzung

Beschwerden
bei Muskel-
verletzungen

Muskelkrampf
- Plötzlich einsetzender dumpfer Schmerz
- Beugehaltung des betroffenen Gelenks (z. B. Krampf des Oberschenkel-*Bizeps* führt zur Beugung im Kniegelenk)
- Vorübergehende Unmöglichkeit der Muskelentspannung durch massive Verkürzung des betroffenen Muskels
- Tastbarer Hartspann
- Zeitlich limitiert (einige Sekunden bis wenige Minuten)
- **Intakte Muskelfunktion**

Muskelkater
- »Spannungsgefühl« (der Betroffene »spürt« den Muskel), das in der Regel ein bis zwei Tage nach der Überlastungsreaktion einsetzt
- Nach ein bis zwei Tagen komplettes Abklingen der Beschwerden
- **Intakte Muskelfunktion**

Zerrung
- Plötzlich einsetzender stechender Schmerz unter Belastung (Dehnung des unter Spannung stehenden Muskels)
- Lokaler Druckschmerz
- Keine tastbare Kontinuitätsunterbrechung der betroffenen Muskulatur

Beschwerden bei Muskelverletzungen

- Kein Bluterguss
- Komplette Rückbildung der Beschwerden nach wenigen Tagen unter Schonung und Sportkarenz
- **Intakte Muskelfunktion**

Prellung
- Die Verletzung einzelner Muskelfasern wird in der Anfangsphase kaum registriert. Mit der Schwellungszunahme durch die Einblutung in den Muskel nimmt die Beschwerdesymptomatik erst zu.
- Sind mehrere Fasern oder einzelne Bündel betroffen, besteht ein Dauerschmerz mit **eventueller Funktionseinschränkung**, abhängig von der Anzahl der betroffenen Strukturen.

Teilriss
- Plötzlich einsetzender stechender Schmerz unter Belastung (Dehnung oder Schlag gegen den angespannten Muskel)
- Deutlicher lokaler Druckschmerz
- Tastbare Kontinuitätsunterbrechung der betroffenen Muskulatur (Grube im Muskelverlauf)
- Bluterguss
- Komplette Rückbildung der Beschwerden nach einigen Wochen unter Schonung und Sportkarenz mit begleitenden therapeutischen Maßnahmen
- **Intakte Muskelfunktion**

Komplettriss
- Plötzlich einsetzender stechender Schmerz unter Belastung (Dehnung oder Schlag gegen den angespannten Muskel)
- Starker lokaler Druckschmerz
- Deutlich tastbare Kontinuitätsunterbrechung der betroffenen Muskulatur (fehlender Muskelverlauf)
- Häufig bleibende Funktionseinschränkung, wenn nur konservativ therapiert wird (eine Funktionseinschränkung ist beim sportlich Aktiven eine Indikation zur Operation)
- **Eingeschränkte oder fehlende Muskelfunktion**

Symptome einer Sehnenverletzung

Beschwerden bei Sehnenverletzungen

Entzündung
- Lokaler Druckschmerz über der Entzündungsstelle
- Bewegungsschmerz bei aktiver Bewegung (Verkürzungsschmerz durch das Zusammenziehen der Sehne)
- Bewegungschmerz auch bei passiver Bewegung (Dehnungsschmerz durch das Auseinanderziehen der Sehne)
- Lokale Überwärmung
- Eventuell lokale Rötung
- **Voll erhaltene Sehnenfunktion**

Degeneration und Verkalkung

- Lokaler Druckschmerz
- Bewegungsschmerz (siehe oben)
- Kalkherd bei entsprechender Größe unter der Haut tastbar
- **Voll erhaltene Sehnenfunktion**

Beschwerden bei Sehnenverletzungen

Teilriss

- Lokaler Druckschmerz
- Bewegungsschmerz
- Tastbare Kontinuitätsunterbrechung im Sehnenverlauf
- Schwellung
- Bluterguss
- **Funktionseinschränkung** unterschiedlichen Ausmaßes abhängig von der Größe des Defekts

Komplettriss

- In der Regel Schmerzfreiheit
- Meist deutlich zu hörender Ton beim Abriss (z.B. Peitschenknall bei Achillesehnenabriss)
- Schwellung
- Bluterguss
- Tastbare Grube im Sehnenverlauf
- **Aufgehobene Sehnenfunktion**

Allgemeine Sofortmaßnahmen bei Muskelverletzungen

Behandlung bei Muskelverletzungen

- Vermeiden einer Gegensteuerung beim Muskelkrampf, da vermehrte Rissgefahr besteht
- Schonung und Kältetherapie eventuell sehr hilfreich
- Druckverband: Die Verhinderung der Einblutung aus den verletzten Gefäßen dient der Schmerzvorbeugung, der Vermeidung einer Infektion und eines Logensyndroms (siehe Seite 107 ff.).
- Außerdem empfehlen wir die Lagerung des Patienten in einer für ihn komfortablen Position für den Transport.

Spezielle Maßnahmen bei Muskelverletzungen

Muskelkater

- Sportkarenz bis zum Abklingen der Beschwerden
- Salbentherapie (Voltaren-Salbe) bei Bedarf

Muskelkrampf

- Zufuhr von reichlich Flüssigkeit und Elektrolyten (Spezialgetränke, Banane) zum Ausgleich der bestehenden Defizite
- Entspannende (detonisierende) Massagen
- Einnahme von 300 Milligramm Magnesium pro Tag zur Vorbeugung gegen weitere Krämpfe

Zerrung

Behandlung bei Muskelverletzungen

- Anlegen eines fachgerechten Tape- bzw. Stützverbands
- Durchblutungsstimulierende Maßnahmen (Abwechslung von Kälte und Wärme) zur Beschleunigung des Heilungsprozesses
- Sportkarenz bis zur Beschwerdefreiheit

Teilriss (Muskelfaser oder Muskelbündel betroffen)

- Weichteilultraschall zur Diagnosesicherung
- Entlastung und Anlegen eines fachgerechten Tape- oder Stützverbands
- Durchblutungsstimulierende Maßnahmen (siehe oben)
- Lokale Ultraschalltherapie (verbessert die lokale Durchblutung und fördert damit die Heilungstendenz)
- Sportkarenz bis zur Beschwerdefreiheit
- Muskelaufbautraining nach der Erholungsphase zur Wiederherstellung der Koordination der einzelnen Elemente

Komplettriss

- Eine Kernspintomografie mit Kontrastmittel dient der Diagnosesicherung und erfasst das Verletzungsausmaß.
- Ein Weichteilultraschall ist eine gute Alternative zur Kernspintomografie.
- Ein drohendes Logensyndrom (siehe »Logensyndrom«, Seite 107 ff.) ist ein Notfall! In diesem Fall müssen sofort Gegenmaßnahmen ergriffen und bei Bedarf eine Entlastungsoperation durchgeführt werden.
- Eine **Funktionseinschränkung mit Kraftverlust** ist aus unserer Sicht eine klare Indikation zur Operation mit anschließender Ruhigstellung und Rehabilitation.

Weiterführende Maßnahmen vom Arzt oder medizinisch ausgebildeten Fachpersonal

Bei allen Muskelverletzungen sind vom behandelnden Arzt verschriebene schmerzstillende Medikamente sinnvoll.

Spezielle Maßnahmen bei Sehnenverletzungen

Entzündung

Behandlung bei Sehnenverletzungen

- Schonung und Hochlagerung
- Lokale Kältetherapie
- Sportkarenz bis zur Beschwerdefreiheit

Degeneration und Verkalkung

- Aufdehnung der Sehne
- Detonisierende (entspannende) Massagen für den dazugehörigen Muskel

Teilriss

- Schonung und Hochlagerung
- Lokale Kältetherapie
- Entlastung mit Stützkrücken bis zur Diagnosesicherung

Komplettriss
- Schonung, Hochlagerung und lokale Kältetherapie
- Entlastung mit Stützkrücken bis zur Diagnosesicherung

Behandlung bei Sehnenverletzungen

Weiterführende Maßnahmen vom Arzt oder medizinisch ausgebildeten Fachpersonal

Entzündung
- Ruhigstellung mit Bandage, Schiene oder Gips für insgesamt sechs Wochen
- Gabe von entzündungshemmenden Medikamenten für mindestens zehn Tage durch den Arzt (nach diesem Zeitraum ist der Wirkstoffspiegel erreicht und eine weitere Einnahme der Präparate sinnlos)
- Eventuell lokale Infiltration eines Schmerzmittels zur Schmerzlinderung.
- Die Kernspintomografie mit Kontrastmittel ist unserer Erfahrung nach die Methode der Wahl, um derartige Veränderungen nachzuweisen.
- Bei hartnäckigen Entzündungen sollte die Akutphase abgewartet werden (niemals in eine akute Entzündung operieren). Im Intervall empfehlen wir operative Maßnahmen mit Entfernung des chronisch entzündlichen Gewebes und histologischer Untersuchung des entfernten Materials.

Verkalkung
- Gabe von Enzympräparaten
- Verordnung von Stoffwechselmassagen
- Bei weiterbestehenden Schmerzen: lokale Injektion mit Schmerzmitteln
- Operative Entfernung des Kalkherdes bei hartnäckigen Fällen, um so eine Zellerneuerung zu initiieren

Teilriss
- Gabe von schmerzstillenden und entzündungshemmenden Medikamenten durch den behandelnden Arzt
- Anpassung einer flexiblen Schiene für den Transport
- Kernspintomografie mit Kontrastmittel zur Diagnosesicherung (Methode der Wahl)
- Weichteilultraschall in geübter Hand als Alternative zur Kernspintomografie
- Bei voll erhaltener Funktion empfehlen wir eine starre Schiene/Gips in Entlastungsposition der betroffenen Sehne sowie eine entlastende Mobilisierung für sechs Wochen.
- **Bei Funktionseinschränkung und/oder Kraftverlust raten wir zur operativen Sanierung.**

Komplettriss
- Gabe von schmerz- und entzündungshemmenden Medikamenten durch den Arzt
- Anpassung einer flexiblen Schiene für den Transport
- Diagnosesicherung wie beim Teilriss
- **Der Komplettriss der Sehne stellt unserer Meinung nach eine absolute Operationsindikation dar!**

Häufige Muskel- und Sehnenverletzungen im Schulter-Arm-Bereich

Verletzungen der Rotatorenmanschette

Verletzungen der Rotatorenmanschette

Die Rotatorenmanschette ist die Vereinigung von insgesamt fünf Sehnen (eigentlich handelt es sich um Muskulatur mit dazugehöriger Sehne. Da die Verletzung jedoch ausschließlich den sehnigen Anteil betrifft, wird allgemein von einer Sehnenverletzung gesprochen). Diese Sehnengruppe übernimmt die Aufgabe der Stabilisierung des Oberarmkopfs im Schultergelenk.
Die 100-prozentige Zusammenarbeit aller Elemente gewährleistet eine optimale Bewegung im Gelenk mit einem nahezu uneingeschränkten Bewegungsumfang durch Zentrierung des Oberarmkopfs in der verhältnismäßig sehr kleinen Gelenkpfanne.

Man unterscheidet:

Aufbau der Rotatorenmanschette

Hintere Gruppe: Sie entspringt von der Rückseite des Schulterblatts, zieht wie eine Haube über den Oberarmkopf nach vorn und setzt am großen Oberarmhöcker an. Sie besteht aus: *Supraspinatus*-Sehne, *Infraspinatus*-Sehne, *Teres-minor*-Sehne und *Teres-major*-Sehne. Sie sind für Abspreizen, Nach-vorn-Heben, Nach-hinten-Heben und Auswärtsdrehen des Oberarms verantwortlich.
Vordere Sehne: Die *Subscapularis*-Sehne entspringt von der Vorderseite des Schulterblattes und zieht zum kleinen Oberarmhöcker, um hier anzusetzen. Sie ist für das Nach-vorn-Heben und Einwärtsdrehen des Oberarms zuständig.

Ursachen
- Verschiedene Vorgänge können einen Defekt in den Sehnen verursachen:
- Sturz auf die Schulter (Einklemmung der Sehnen zwischen Gelenkdach und Oberarmkopf)
- Sturz auf den ausgestreckten Arm (Einklemmung der Sehnen zwischen Gelenkdach und Oberarmkopf)
- Auswärtsdrehung des Oberarms gegen Widerstand nach innen
- Einwärtsdrehung des Oberarms gegen Widerstand nach außen

Sportarten mit erhöhtem Verletzungsrisiko
- Tennis
- Wasserball, Handball, Volleyball, Baseball
- Judo
- American Football

Faktoren, die eine Verletzung der Rotatorenmanschette begünstigen
- Vorschädigung der Sehnen: Zwischen 70 und 120 Grad Abspreizwinkel des Oberarms wird die Rotatorenmanschette zwischen Oberarmkopf und Schulterdach eingeklemmt. Überkopfsportarten führen zu einer unphysiologischen Belastung der Rotatorenmanschette, wie z. B. beim Tennis oder Wasserball. In dieser Position werden die Blutgefäße eingeklemmt, sodass die Durchblutung der Sehnen permanent unterbrochen wird. Dies führt zum Untergang von intaktem Sehnengewebe und bei Belastung zum Sehnenriss.

- Wiederkehrende Entzündungen
- Schwäche der Muskulatur, die für die Führung im Gelenk mitverantwortlich ist (Delta-Muskel).
- Knöcherne Enge unter dem Gelenkdach (Einklemmungssyndrom)

Lokalisation und Diagnose
Hintere Gruppe: Die häufigste Verletzung betrifft mit mehr als 70 Prozent der Fälle die *Supraspinatus*-Sehne (der vorderste Anteil der hinteren Gruppe). Die schwächste Stelle der Sehne liegt ca. einen Zentimeter hinter dem Ansatz am großen Oberarmhöcker. Charakteristisch für einen Riss dieser Sehne ist eine Kraftminderung beim Abspreizen und Auswärtsdrehen des Arms im Seitenvergleich.
Vordere Sehne: Die alleinige Verletzung der *Subscapularis*-Sehne ist selten. Häufig kann sie mit einer Verletzung der vorderen Gelenkkapsel und der stabilisierenden vorderen Schulterbänder (im Rahmen einer vorderen Schulterverrenkung) beobachtet werden. Charakteristisch ist eine Kraftminderung bei der Einwärtsdrehung des Oberarms gegen Widerstand im Seitenvergleich.

Tests zur Erkennung von Verletzungen der Rotatorenmanschette
Oberarm-Abspreiztest gegen Widerstand: Der Untersucher kann sowohl vor als auch hinter dem Patienten stehen. Der sitzende Patient streckt den verletzten Arm im 90-Grad-Winkel zur Seite. Mit einer Hand drückt der Untersucher gegen den Unterarm des Patienten, während dieser versucht, den Arm weiter anzuheben. Beurteilt wird die grobe Kraft im Seitenvergleich. Eine Kraftminderung spricht für einen Defekt der hinteren Gruppe.

Oberarm-Hebetest nach vorn gegen Widerstand: Der Arm wird nach vorn gegen den Widerstand des Untersuchers hochgehoben. Auch hier werden die gleichen Kriterien wie beim vorherigen Test beurteilt. Die Kraftminderung spricht für einen Defekt der hinteren Gruppe.

Außendrehung des Oberarms gegen Widerstand: Die Untersuchung kann beim angewinkelten Arm mit gebeugtem Ellenbogengelenk oder bei im 90-Grad-Winkel abgespreiztem Arm mit gebeugtem Ellenbogengelenk erfolgen. Der Patient versucht, den Oberarm gegen den Widerstand des Untersuchers nach außen zu drehen. Eine Kraftminderung spricht für einen Defekt der hinteren Gruppe.

Lift-off-Test: Der Arm des Patienten wird nach hinten bewegt und sein Handrücken auf dem Steißbein platziert. Nun erfolgt der Versuch, die Hand von der Unterlage zu heben. Eine Kraftminderung hier spricht für einen Defekt der *Subscapularis*-Sehne.

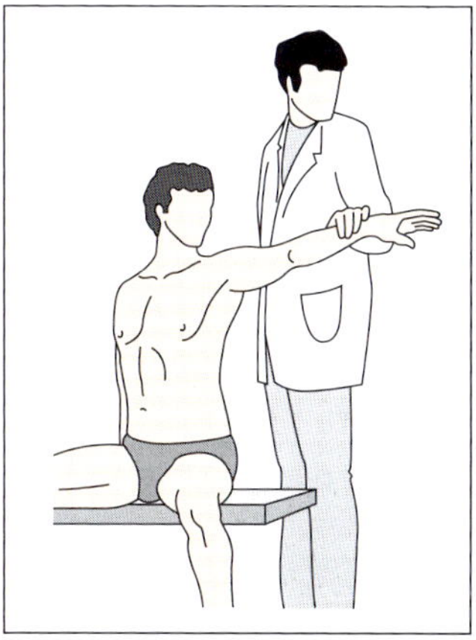

Oberarm-Abspreiztest gegen einen Widerstand zur Erkennung einer Verletzung der Rotatorenmanschette

Symptome
- Schmerzen
- Gelenkerguss
- Schonhaltung (Patient stützt den Arm durch das Halten des Unterarms bei gebeugtem Ellenbogengelenk)
- Schmerzzunahme bei aktiver oder passiver Bewegung
- Druckschmerz über dem Oberarmhöcker
- Kraftminderung im Seitenvergleich bei Bewegung des Arms gegen Widerstand

Sofortmaßnahmen

Behandlung bei einer Verletzung der Rotatorenmanschette

- Schonung
- Anlegen eines Ultrasling- oder Gilchrist-Verbands
- Lokale Kältetherapie
- Sitzende Lagerung für den Transport

Weiterführende Maßnahmen vom Arzt oder medizinisch ausgebildeten Fachpersonal
- Gabe von schmerzstillenden Medikamenten durch den Arzt
- Kernspintomografie mit Kontrastmittel zur Diagnosesicherung
- Weichteilultraschall als Alternative zur Kernspintomografie
- Sportkarenz bis zur Beschwerdefreiheit
- **Teilriss:** Nach Abklingen der Akutbeschwerden ist eine Rehabilitation zur Verbesserung von Beweglichkeit, Koordination und Kraft (genau in dieser Reihenfolge) sinnvoll. Bei andauernden Beschwerden und Funktionseinschränkung empfehlen wir eine Gelenkspiegelung mit Inspektion und eventuell eine Naht der Sehne.
- **Komplettriss:** Bei bleibender Funktionseinschränkung und Kraftminderung trotz intensiver Rehabilitation raten wir zur Gelenkspiegelung mit Sanierung des Defekts.

Vorbeugung
- Sofortmaßnahmen mit Sportkarenz bei erstmaliger Sehnenentzündung
- Ausreizung der neuromuskulären Fähigkeiten aller Sehnen zur Optimierung ihres Zusammenspiels ist unserer Erfahrung nach Voraussetzung für eine dauerhafte Beschwerdefreiheit im Sport.
- Stärkung der Schultermuskulatur zur Entlastung der Rotatorenmanschette sollte im Therapieplan integriert werden.
- Frühzeitige operative Erweiterung des Raumes unterhalb des Schulterdachs bei knöcherner Enge **(Outlet-Impingement)** hilft, einen frühzeitigen Schaden an den Sehnen zu vermeiden.

Verletzungen des Bizeps-Muskels des Oberarms

Der *Bizeps*-Muskel verläuft auf der Vorderseite des Oberarms und überbrückt sowohl das Schultergelenk als auch das Ellenbogengelenk. Der Muskel besteht oben aus zwei Köpfen:

Langer Kopf mit Ansatz am oberen Rand der Schultergelenkfläche

Kurzer Kopf mit Ansatz am Korakoid-(Rabenschnabel-)Fortsatz
Beide Köpfe setzen an zwei unterschiedlichen Stellen des Schulterblatts an und unterstützen so die Hebe- und Drehbewegungen des Oberarms im Schultergelenk. Unten setzt der *Bizeps* sowohl knöchern als auch bindegewebig am Unterarm an. Dadurch werden im Ellenbogengelenk sowohl eine Beugung als auch eine Drehbewegung durchgeführt.

Ursachen
Dem angespannten Muskel (bei der Beugung im Ellenbogengelenk und/oder beim Heben des Oberarms nach vorn) wirkt eine schnelle Kraft (Schlag auf den beugeseitigen Unterarm) entgegen, die die Dehnbarkeitsgrenze überschreitet. Es kommt zu einem Riss.

Ursachen von Bizepsverletzungen

Sportarten mit erhöhtem Verletzungsrisiko
- Tennis
- Badminton
- Baseball
- American Football
- Handball
- Volleyball, Basketball

Lokalisation und Diagnose

Diese Verletzung betrifft eigentlich den sehnigen Teil des Bizeps-Muskels und sollte somit zu den Sehnenverletzungen gezählt werden. Im sportmedizinischen Alltag wird im Allgemeinen jedoch nur vom Bizeps-Muskel gesprochen, sodass die Erwähnung auch in diesem Buch in diesem Kapitel erfolgt!

Oben: Der häufigste Riss betrifft den oberen langen Kopf, der durch einen eigenen Schlitz im Oberarmknochen in das Schultergelenk einläuft. Beim Komplettriss schnalzt die Sehne durch den Zug des angespannten Muskels aus dem Schultergelenk und hängt lose im Verlauf. Charakteristisch ist eine deutlich erkennbare **Grube** im Muskelbauch im Bereich der Oberarmmitte (immer im Seitenvergleich erkennbar), die bei Muskelanspannung noch deutlicher zur Geltung kommt. Der Riss der kurzen oberen Sehne ist selten.

Unten: Deutlich seltener findet die Verletzung des unteren Anteils statt. Charakteristisch ist eine tastbare **Grube** im beugeseitigen Ellenbogen, die bei Muskelanspannung und Beugung im Ellenbogengelenk deutlicher zur Darstellung kommt (Kontrolle immer im Seitenvergleich).

Symptome
- Schmerzen nur beim inkompletten Riss, Totalriss nicht mehr schmerzhaft
- Bluterguss
- Schwellung
- Sicht- und tastbare Grube im Seitenvergleich

- Funktionseinschränkung im Seitenvergleich (grobe Kraft bei Beugung und/oder Drehung im Ellenbogengelenk sowie beim Anheben des Oberarms nach vorn auf der betroffenen Seite reduziert)

Behandlung einer Bizepsverletzung

Sofortmaßnahmen
- Schonung und Kältetherapie
- Elastische Bandage als Druckverband, um eine weitere Schwellung und ein drohendes Logensyndrom (siehe Seite 107 ff.) zu verhindern

Weiterführende Maßnahmen vom Arzt oder medizinisch ausgebildeten Fachpersonal
- Schmerzstillende Medikamente können je nach Stärke der Schmerzen vom Arzt verabreicht werden.
- Die Kernspintomografie ist unserer Meinung nach zur Diagnosesicherung das Mittel der Wahl.
- Der Weichteilultraschall in geübter Hand stellt eine sinnvolle und preisgünstige Alternative zur Kernspintomografie dar.
- Eine konservative Behandlung mit einer Ruhigstellungsbandage und einer frühfunktionellen (frühzeitigen passiven) Krankengymnastik nach Beendigung der Ruhigstellungsphase (Akutphase von 72 Stunden) ist zu empfehlen.
- Die lokale Ultraschalltherapie zur Wärmeinduktion und Beschleunigung der Rehabilitation kann gute Resultate erzielen.
- In den folgenden Fällen raten wir zur Operation:
- Einklemmungssymptomatik im Schultergelenk nach Einriss der langen *Bizeps*-Sehne
- Total- oder Teilriss des unteren Anteiles mit nicht kompensierbarer Funktionseinschränkung (fehlende Kraft, Ausdauer und Koordination trotz intensiver krankengymnastischer Maßnahmen)
- Drohendes oder manifestes Logensyndrom

Vorbeugung
- Dynamische Dehnung: Einfache (statische) Dehnungsübungen verursachen Defizite in Koordination und Ausdauer des betroffenen Muskels, dadurch besteht erhöhte Verletzungsgefahr. Hingegen führt die **dynamische Dehnung** gleichzeitig zur Verbesserung von Ausdauer und Koordination.
- Die Aufwärmphase vor Wettkampf und Training muss ausreichend lang sein.

Verletzungen der Handsehnen

Handsehnenverletzungen

Die Sehnen der Hand erfüllen eine Reihe an Funktionen wie Beugen, Strecken, Abspreizen und Anwinkeln der Handwurzel-, Mittelhand- und Fingerknochen. Es gibt eine Vielzahl an Verletzungsmustern, die bei unterschiedlichen Sportarten entstehen können, deren Vorstellung den Rahmen dieses Buches aber sprengen würden.
Die häufigste sportbedingte Sehnenverletzung ist der unmittelbar unterhalb der Haut gelegene **Spontanriss der langen Strecksehne** im unteren Zwischenfingergelenk – betroffen sind hierbei Zeige-, Mittel-, Ring- und kleiner Finger. Man unterscheidet die folgenden Verletzungsformen:

- Sehnenriss im Gelenk
- Ansatznaher Sehnenriss an der Basis des Endglieds der Langfinger (Finger II bis V)
- Knöcherner Sehnenausriss an der Basis des Endglieds der Langfinger (Finger II bis V)

Ursachen
Bei gestrecktem Finger trifft ein Schlag oder in den meisten Fällen der Ball von vorn auf die Fingerspitze. Dies löst eine spontane, schnelle und maximale Beugung im unteren Zwischengelenk aus, während alle anderen Gelenke in Streckposition verharren. Ein Riss oder knöcherner Ausriss der Strecksehne entsteht.

Sportarten mit erhöhtem Verletzungsrisiko
- Volleyball, Handball
- Basketball
- Rugby, American Football

Symptome

Beschwerden bei Handsehnenverletzungen

- Schmerzen
- Schwellung
- Bluterguss im Gelenk
- Endglied ist in 10- bis 15-Grad-Beugestellung fixiert (Übergewicht der Beugesehne bei fehlender Funktion der Strecksehne)
- Streckung des unteren Zwischengliedgelenks weder spontan noch gegen Widerstand möglich

Sofortmaßnahmen

Behandlung von Handsehnenverletzungen

- Schonung und Hochlagerung
- Kältetherapie
- Anlegen eines provisorischen **Spatelverbands** (Schienung mit Spatel und Binde) für den Transport

Weiterführende Maßnahmen vom Arzt oder medizinisch ausgebildeten Fachpersonal
- Verordnung von schmerzstillenden Medikamenten durch den behandelnden Arzt
- Röntgen zum Ausschluss eines knöchernen Ausrisses
- Zusätzlicher Weichteilultraschall bei unsicherer Diagnose
- **Teilriss mit Restfunktion:** Hier raten wir zur konservativen Therapie mit der **Stack-Schiene** in Überstreckung für mindestens sechs Wochen. Es muss darauf geachtet werden, dass auch bei den wöchentlichen Verbandswechseln die Überstreckposition unbedingt beibehalten werden muss. (Hier sollte eine ausführliche Patientenaufklärung über die 25-prozentige Wahrscheinlichkeit eines Misserfolgs erfolgen.)
- **Komplettriss:** Beim jungen, sportlich aktiven Patienten sollte eine operative Sanierung mit den möglichen Komplikationen (Weichteilinfekt, Materialunverträglichkeit) diskutiert werden.

- **Knöcherner Ausriss:** Ist das knöcherne Fragment sehr groß, raten wir zur operativen Fixation. Lässt sich das knöcherne Fragment mit der Stack-Schiene (seitliche Röntgenkontrolle nach Anlegen der Schiene in Streckposition des Gelenks) gut einrenken, sollte ein konservativer Therapieversuch für vier bis sechs Wochen erfolgen.
- Sowohl nach konservativer als auch nach operativer Therapie ist eine konsequente Rehabilitation zum Erlangen des vollen Bewegungsausmaßes notwendig.

Vorbeugung
Ein fachgerechter Tapeverband ist der einzige Schutz gegen derartige Verletzungen.

Häufige Muskel- und Sehnenverletzungen im Beinbereich

Verletzungen des Bizeps-Muskels des Oberschenkels

Verletzung des Oberschenkel-Bizeps

Der zweiköpfige Schenkelmuskel (*Bizeps*-Muskel) entspringt am Beckenknochen, verläuft auf der Rückseite des Oberschenkels und setzt einerseits am Wadenbeinköpfchen an und verläuft andererseits in das Bindegewebe des rückseitigen oberen Unterschenkels. Der große Muskel überbrückt zwei Gelenke (Hüft- und Kniegelenk) und ist sowohl an der Streckung im Hüftgelenk als auch an der Beugung im Kniegelenk beteiligt.
Eine schnelle und kraftvolle Anspannung (Sprint) des Muskels aus unterschiedlicher Position des Knie- oder Hüftgelenks kann zur Verletzung führen.

Sportarten mit erhöhtem Verletzungsrisiko
- Wasserskilauf (mit Abstand die am häufigsten betroffene Sportart, da eine dauerhafte Spannung des Muskels gegen großen Widerstand gehalten werden muss)
- Laufen (Sprint und Hürdenlauf)
- Hochsprung, Weitsprung
- Basketball, Volleyball, Handball

Lokalisation und Diagnose
Oben: Kommt relativ selten vor, führt aber zu einem deutlichen Defizit in der Hüftstreckung und macht eine sportliche Belastung unmöglich. Der Muskel kann hier auch mit dem Knochenstück, an dem er ansetzt, ausreißen (knöcherner Ausriss). Eine Funktionseinschränkung ist eine klare Indikation zur Operation.
Im Verlauf: Der Riss im Muskelbauch ist häufig. Die Schmerzen sind hier vordergründig, da eine Funktionseinschränkung durch die Zusammenarbeit mit anderen Muskeln (den sogenannten **Hamstrings** zusammen mit *Semimembranosus*- und *Semitendinosus*-Muskel) ausgeglichen werden kann.
Übergang Muskel–Sehne: Kommt am häufigsten vor, da die Sehne das oft massive Muskelvolumen nicht bewältigt kann. Kann mit einem deutlichen Funktionsverlust einhergehen, der wiederum eine Indikation zur Operation darstellt.
Sehne und Sehnenansatz: An dieser Stelle sind häufig Entzündungen des Sehnenansatzes oder des Schleimbeutels zu beobachten. Ein kompletter Riss der Sehne oder des Sehnenansatzes würde bei einem Funktions- und Kraftverlust eine Operation nötig machen.

Symptome
- Lokaler Druckschmerzen
- Schmerzunahme bei der Kniebeugung oder Hüftstreckung gegen Widerstand
- Schwellung
- Bluterguss
- Tastbare Grube im Muskel- oder Sehnenverlauf
- Eventuell Funktionseinschränkung bei der Kniebeugung und/oder Hüftstreckung

Sofortmaßnahmen

Behandlung von Verletzungen des Oberschenkel-Bizeps

- Schonung und Hochlagerung
- Lokale Kältetherapie
- Anlegen einer Sportbandage, einer elastischen Bandage oder eines Stützstrumpfs zur Vermeidung einer Schwellungszunahme bzw. eines Logensyndroms (siehe »Logensyndrom«, Seite 107 ff.)
- Entlastung mit Stützkrücken bis zur Diagnosesicherung

Weiterführende Maßnahmen vom Arzt oder medizinisch ausgebildeten Fachpersonal
- Wir empfehlen Röntgen, um einen knöchernen Ausriss auszuschließen.
- Eine Kernspintomografie mit Kontrastmittel oder ein Weichteilultraschall zur Diagnosesicherung ist nach unserem Verständnis Mittel der Wahl.
- **Teilriss:** Hier raten wir zu Sportbandage, entlastender Mobilisierung und Sportkarenz für drei Wochen; darüber hinaus zu lokaler Salbentherapie und passiver Krankengymnastik nach Ablauf der Akutphase (bis 72 Stunden). Der aktive Muskeleinsatz bis zum Erreichen der vollen Belastbarkeit sollte erst nach sechs Wochen beginnen.
- **Komplettriss:** Liegt keine Funktions- oder Krafteinschränkung vor, können konservative Maßnahmen wie bei einem Teilriss – jedoch frühestens nach drei Wochen – gestartet werden. Eine Operation ist aus unserer Sicht bei Funktionseinschränkung oder drohendem Logensyndrom indiziert.

Vorbeugung
Hier gilt das Gleiche wie bei einer Verletzung des *Bizeps*-Muskels am Oberarm (siehe Seite 122 ff.).

Verletzungen des Quadrizeps-Muskels des Oberschenkels

Verletzungen des Quadrizeps

Der große vorderseitige Oberschenkelmuskel (*Quadrizeps*-Muskel) besteht aus vier Einheiten (äußerer, innerer und Zwischenbauch sowie zentraler Bauch). Der Muskel verläuft zwischen Beckenknochen und oberem Unterschenkel. Er umfasst das gesamte Kniegelenk mit der Kniescheibe, trägt maßgeblich zur Kniestabilität bei und steuert die Bewegung der Kniescheibe. Die Hauptfunktion liegt in der Streckung des Kniegelenks und der Beugung im Hüftgelenk.

Sportarten mit erhöhtem Verletzungsrisiko
- Fußball
- Eishockey, Eisschnelllauf

- Sprint
- Weitsprung
- Hochsprung

Formen

Arten der Quadrizeps-Verletzungen

Das Verletzungsrisiko steigt mit dem Muskelvolumen und der Muskelbelastung. Eine schnelle, kraftvolle Anspannung wie bei einem Sprint kann zur Sehnenverletzung führen. Der Schlag gegen den angespannten Muskel, wie er häufig beim Fußball zu beobachten ist, stellt den häufigsten Grund für eine Muskelverletzung in dieser Region dar. Eine Überstreckung im Hüftgelenk beim angespannten Muskel (Sprint beim Eishockey, Kurzdistanz beim Eisschnelllauf) kann zum Riss des oberen sehnigen Ansatzes oder zum knöchernen Ausriss führen. Auch ein Widerstand bei voll gestrecktem Kniegelenk und maximal angespanntem Muskel (Verfehlen des Balles und Treffen des Untergrunds beim Schussversuch oder beim Pressball) verursacht einen Riss. Hier ist bevorzugt der Bereich oberhalb der Kniescheibe oder am Übergang vom Muskel zur Sehne betroffen.

Lokalisation und Diagnose

Oben: Kommt eher selten vor. Der knöcherne Ausriss ist häufiger als die reine Sehnenverletzung. Häufig Schmerzen und Schwellung in der Leiste. Eventuell Beugedefizit im Hüftgelenk sowie Schmerzzunahme bei der Beugung im Hüftgelenk gegen Widerstand (Heben des Oberschenkels).

Im Verlauf: Der reine intramuskuläre Riss ist eher eine Folge der dauerhaften Überbelastung der einzelnen Muskelabschnitte oder des gesamten Muskelkomplexes. Abhängig von der **Sportart** und der **Seitendominanz** können die unterschiedlichen Abschnitte betroffen sein (am Standbein des Fußballspielers tritt eher eine Überlastung des inneren Muskelbauchs auf, während am Schussbein der zentrale und der äußere Muskelbauch betroffen sind).

Unten: Dies ist die häufigste Verletzungslokalisation. Der Riss am Übergang vom Muskel zur Sehne oder unmittelbar oberhalb des Ansatzes an der Kniescheibe führt in der Regel zum massiven Funktionsverlust und stellt eine klare Operationsindikation dar.

Symptome

- Lokaler Druckschmerz mit Schmerzzunahme bei Beugung im Hüft- und Streckung im Kniegelenk gegen Widerstand
- Schwellung
- Bluterguss
- Tastbare Kontinuitätsunterbrechung im Muskelverlauf
- Tast- und sichtbare Grube im Sehnenverlauf
- Deutlicher Tiefstand der Kniescheibe beim Riss der Sehne am oberen Pol mit Unmöglichkeit der Beinstreckung
- Komplettriss des inneren oder äußeren Muskelbauchs: Fehlstellung der Kniescheibe unter Muskelanspannung oder Beugung im Kniegelenk (Riss des äußeren Bauches: Kniescheibe wandert nach innen; Riss des inneren Bauches: Kniescheibe wandert nach außen)

Sofortmaßnahmen
- Schonung und Hochlagerung
- Lokale Kältetherapie
- Entlastung mit Stützkrücken bis zur Diagnosesicherung
- Knieruhigstellungsschiene (wenn vorhanden) in Streckung bei Verletzung im mittleren und unteren Bereich

Weiterführende Maßnahmen vom Arzt oder medizinisch ausgebildeten Fachpersonal
- Gabe von schmerzstillenden Medikamenten durch den behandelnden Arzt
- Kernspintomografie mit Kontrastmittel oder Weichteilultraschall zur Diagnosesicherung
- **Teilriss im mittleren und unteren Bereich ohne Funktionseinschränkung:** Wir empfehlen eine Knieruhigstellungsschiene in Streckung für drei Wochen, Entlastung mit Stützkrücken und natürlich Sportkarenz. Danach sollte eine passive Krankengymnastik für die ersten Tage und anschließend eine aktive Therapie unter kontinuierlicher Steigerung von Belastung und Widerstand erfolgen.
- **Komplettriss mit Funktionseinschränkung:** Eine operative Versorgung mit anschließender Ruhigstellung in einer Schiene für drei bis vier Wochen ist hier aus unserer Sicht indiziert.

Verletzungen des Triceps-surae-Muskels (Wadenmuskel)

Wadenmuskelverletzungen

Anatomie, Funktion, Verletzungsmuster und andere relevante Faktoren wurden bereits im Kapitel »Achillessehnenverletzung«, Seite 31 ff., ausführlich behandelt. Im Folgenden gehen wir daher nur auf die Muskelverletzung ein.

Lokalisation und Diagnose

Oben: Die Verletzung kann den inneren (häufigste Form), den äußeren oder alle Bäuche des Muskels betreffen. Ein Riss oder Ausriss am oberen Ansatz (unterer Anteil des Oberschenkelknochens) ist eher selten. Typisches Erkennungsmerkmal ist eine Schmerzzunahme bei Beugung im Kniegelenk und/oder Abwärtsbewegung des Fußes (Zehenspitzenstand) gegen Widerstand.

Mittlerer Anteil: Der Schmerzpunkt ist in der Wadenmitte lokalisiert.

Übergang Muskel–Sehne: Ein Kalibersprung im Verlauf der Achillessehne nach oben markiert den Übergang zwischen Muskel und Sehne. Eine Diskrepanz zwischen Muskeldicke und Belastbarkeit der Achillessehne begünstigt die Verletzung in dieser Region. Eine tastbare Grube kann ein Indiz für einen Riss darstellen.

Mehretagenverletzung: Eine Mehretagenverletzung geht in der Regel nur mit einer Vorschädigung einer oder mehrerer Teilgebiete (häufig nach wiederholter Kortisontherapie) einher. Mehrere Schmerzpunkte und eventuell eine Funktionseinschränkung können die Folge sein.

Symptome
- Schmerzen
- Schwellung
- Eventuell Bluterguss

- Schmerzbedingte Einschränkung bei der Abrollbewegung über den Vorfuß sowie beim Zehenstand
- Schmerzzunahme bei Beugung im Kniegelenk oder Abwärtsbewegung des Fußes gegen Widerstand
- Tastbare Grube im Muskelverlauf

Vorsicht, Notfall!
Eine Muskelverhärtung mit heftigsten Schmerzen und Störung der Durchblutung, Motorik und Sensibilität (DMS, siehe Seite 17) ist ein klarer Hinweis für ein Logensyndrom und ein eindeutiger chirurgischer Notfall! (Näheres dazu finden Sie im Abschnitt »Logensyndrom«, Seite 107 ff.)

Behandlung der Wadenmuskelverletzung

Sofortmaßnahmen
- Schonung, Hochlagerung, lokale Kältetherapie
- Entlastung mit Stützkrücken bis zur Diagnosesicherung

Weiterführende Maßnahmen vom Arzt oder medizinisch ausgebildeten Personal
- Schmerzstillende und abschwellende Medikamente sollten vom behandelnden Arzt großzügig verabreicht werden.
- Kernspintomografie mit Kontrastmittel zur Diagnosesicherung ist aus unserer Sicht Mittel der Wahl. Weichteilultraschall kann alternativ zum Einsatz kommen.
- **Teilriss:** Wir raten zur konservativen Therapie mit Sportbandage und Entlastung für mindestens drei Wochen unter passiver Krankengymnastik in der Akutphase (bis 72 Stunden). Danach sollte sich eine aktive Physiotherapie mit kontinuierlicher Belastungssteigerung bis zum Erreichen der vollen Muskelbelastbarkeit anschließen.
- **Komplettriss eines Muskelbauchs:** Bei bleibender Funktions- und/oder Krafteinschränkung trotz intensiver Rehabilitation empfehlen wir eine Operation.

Sehnenscheidenentzündung

Entzündung der Sehnenscheide

Die Sehnenscheide *(Peritendineum)* ist die schützende Gleitschicht, die die Sehne wie eine Hülle umgibt. Sie gewährleistet die reibungsfreie Bewegung der Sehne gegenüber den umliegenden Strukturen (Weichteile, Haut). Durch die ständige Belastung ist sie prädisponiert für Reizungen aller Art (mechanisch, thermisch) und reagiert häufig mit einer Entzündung. Bleibt diese unbehandelt oder wird die auslösende Ursache nicht ausgeschaltet, so kommt es zu immer wiederkehrenden (chronischen) Entzündungen und in der Folge zu Verklebungen zwischen Gleitschicht und Sehne einerseits sowie zwischen Sehnenscheide und Umgebung (Weichteile, Haut) andererseits. Das Endstadium dieses sehr häufigen Krankheitsbilds entspricht einer ansatznahen Verkalkung der Sehne.
Symptome, Therapie und vorbeugende Maßnahmen entsprechen denen im Abschnitt »Sehnenentzündung«, im Kapitel »Muskel- und Sehnenverletzungen«, Seite 110 ff. Im Folgenden stellen wir Ihnen die häufigsten Formen der Sehnenscheidenentzündung vor.

Tennisellenbogen

Beim Tennisellenbogen handelt es sich um eine Sehnenansatzentzündung am äußeren Ellenbogenrand. Betroffen sind in der Regel zwei Muskeln aus der Gruppe der Handgelenk- und Fingerstrecker sowie der Unterarmdreher.

Tennisellenbogen

Ursachen

Durch das ständige Wiederholen von gleichen Bewegungsmustern kommt es im Intervall zur Überlastung des Sehnenansatzes (Beispiel: Streckung im Handgelenk und Auswärtsdrehung des Unterarms beim Tennisschlag; durch das Halten des Schlägers baut sich eine Spannung in der Beugemuskulatur des Unterarms auf, die Streckmuskulatur muss zusätzlich gegen diese Spannung arbeiten, um die üblichen Bewegungsmuster zu bewältigen). Im akuten Stadium beim erstmaligen Auftreten der Beschwerden ist das Krankheitsbild gut kontrollier- und bei entsprechender Therapie und Sportkarenz heilbar. Bei fehlender Therapie und Fortführen der sportlichen Aktivität ergeben sich immer wiederkehrende Entzündungen, und die Erkrankung tritt in die chronische Phase ein. In diesem Stadium ist eine lange Rehabilitation mit Sportkarenz die Folge.

Sportarten mit erhöhtem Verletzungsrisiko

- Tennis
- Badminton, Squash

Symptome und Diagnose

- Lokale Druckschmerzen am Sehnenansatz
- Schmerzzunahme bei Drehung des Unterarms und/oder Streckung im Handgelenk gegen Widerstand
- Schwellung
- Eventuell lokale Überwärmung
- Positiver **Mittelfingerstrecktest:** Schmerzzunahme im Sehnenansatz beim Anheben des Mittelfingers gegen Widerstand

Sofortmaßnahmen

Behandlung des Tennisellenbogens

- Schonung
- Salben- und Kältetherapie in Abwechslung
- Sportkarenz

Weiterführende Maßnahmen vom Arzt oder medizinisch ausgebildeten Personal

- Schiene mit Bewegungssperre für zwei Wochen
- Gegendruckbandage (durch den ständigen Druck auf den Sehnenansatz findet hier ein **Release,** eine Abnahme der Muskelspannung, statt)
- Kernspintomografie mit Kontrastmittelgabe oder alternativ Weichteilultraschall zur Diagnosesicherung
- Lokale Ultraschalltherapie zur Förderung der Durchblutung
- Quertraktion im Akutstadium
- Passive Krankengymnastik zur Aufdehnung des verkürzten Muskel-Sehnen-Komplexes (unumgänglich für einen dauerhaften Erfolg)

- **Detonisierung** (Spannungsabbau durch Dehnung) der Beugemuskulatur, um die Arbeit der streckseitigen Muskulatur zu erleichtern, sollte in den Therapieplan integriert werden.
- Eine Fehlhaltung im Bereich der Halswirbelsäule führt zur Verkürzung der rückseitigen Muskulatur. Die aufgebaute Spannung wird von den Muskeln über ihre Faszie (Hülle) im Verlauf der Muskelkette Schulter–Oberarm–Ellenbogen an den Sehnenansatz weitergeleitet. Aus diesem Grund ist die Mitbehandlung der rückseitigen Halsmuskulatur aus unserer Sicht der Weg zur permanenten Beschwerdefreiheit
- Bei Versagen der konservativen Maßnahmen empfehlen wir eine Operation mit Ausräumung des betroffenen entzündlich umbauten Gewebes und histologischer Untersuchung des entnommenen Materials.

Vorbeugung
- Regelmäßige Dehnung insbesondere nach dem Spiel
- Erlernen der richtigen Schlagtechnik durch den Trainer oder Sportlehrer
- Konsequente Sportkarenz bei Beschwerdebeginn

Werferellenbogen

Werferellenbogen

Hierbei handelt es sich um eine Sehnenansatzentzündung am inneren Ellenbogenrand. Durch die gleichen Mechanismen wie beim Tennisellenbogen wird diese Erkrankung ausgelöst. Betroffen sind hier allerdings die Gruppe der Beuger und Einwärtsdreher im Unterarm. Auch hier besteht ein erhöhtes Spannungsmoment der Gegenspieler (Streckmuskulatur im Unterarm), das bei der Therapie mit berücksichtigt werden muss (Dehnung der Streckmuskulatur, um die Arbeitsbelastung der Beuger zu minimieren).

Sportarten mit erhöhtem Verletzungsrisiko
- Baseball, American Football
- Speerwurf

Sehnenscheidenentzündung im Strecksehnenfach des Daumens (de Quervain)

Sehnenscheidenentzündung de Quervain

Die Strecksehnen der Hand verlaufen auf dem streckseitigen Unterarm relativ eng nebeneinander und über den Handrücken bis zu ihrem Ansatzpunkt. Kurz oberhalb des Handgelenks werden sie fächerförmig getrennt, um in verschiedene Richtungen zu ihrem endgültigen Ziel am jeweiligen Finger zu gelangen. Diese Trennung erfolgt mithilfe des **Strecksehnenfachs.**

Hierbei handelt es sich um eine tunnelartige Struktur, durch die die Sehne verläuft und eine endgültige Richtung erfährt. Unter regelmäßiger Beanspruchung besteht die Gefahr einer Entzündung mit entsprechender Symptomatik. Wiederholte entzündliche Prozesse führen zu einer Verengung des Kanals und stören damit die Gleitfähigkeit der Sehne im Fach.

Sportarten mit erhöhtem Verletzungsrisiko
- Tennis, Badminton, Squash
- Tischtennis

Symptome

- Schmerzen oberhalb des Handgelenks in der Verlängerung des Daumens
- Schwellung
- Eventuell lokale Rötung und Überwärmung
- Schmerzzunahme bei Streckung (Anheben) des Daumens gegen Widerstand
- Nach wiederholt abgelaufenen Entzündungen typische Verdickung über dem Strecksehnenfach

Test zur Erkennung einer Sehnenscheidenentzündung de Quervain
Finkelstein-Test: Der Patient klappt den betroffenen Damen in die Handfläche ein und umschließt ihn mit den anderen vier Findern derselben Hand. Dann kippt er das Handgelenk seitlich nach außen (auf die Ellenseite) ab. Kommt es zu Schmerzen oder zu einem Reiben am stumpfen Fortsatz der Speiche (daumenseitig) ist dies ein Hinweis auf eine De-Quervain-Sehnenscheidenentzündung (siehe dazu die Grafik unten).

Sofortmaßnahmen

- Lokale Kältetherapie
- Sportkarenz bis zur Beschwerdefreiheit

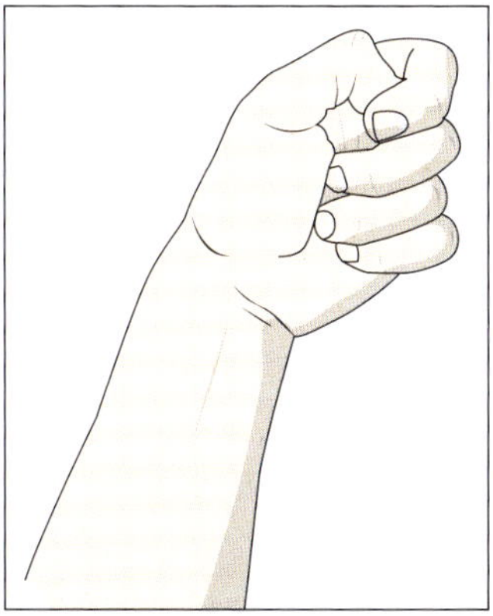

Finkelstein-Test zur Diagnose einer Sehnenscheidenentzündung de Quervain

Weiterführende Maßnahmen vom Arzt oder medizinisch ausgebildeten Fachpersonal

- Ruhigstellung in Schiene oder Gips mit Daumeneinschluss für zwei Wochen
- Begleitende medikamentöse Therapie zur Entzündungshemmung unter ärztlicher Aufsicht für zwei Wochen
- Kernspintomografie mit Kontrastmittelgabe oder ein Weichteilultraschall zur Diagnosesicherung
- Lokale Ultraschalltherapie zur Heilungsförderung
- Konsequente Sportkarenz
- Krankengymnastik zur Aufdehnung der betroffenen Sehne und Massagetherapie zur Lockerung des Strecksehnenfachs
- Bei fehlender Besserung des Beschwerdebilds trotz intensiver Rehabilitation empfehlen wir eine Operation mit Spaltung des verdickten Strecksehnenfachs und Freilegung der Sehne.

Vorbeugung

- Stärkung der stabilisierenden Bänder im Handgelenk
- Erlernen der richtigen Schlagtechnik
- Konsequente Sportkarenz beim erstmaligen Auftreten der Beschwerden
- Fachgerechtes Tapen bei Schwäche auf Band- und/oder Muskelebene im Gelenk für Training und Spiel

Die Ursache-Folge-Kette

Der menschliche Körper kann als eine Einheit oder besser als eine zusammenhängende Kette betrachtet werden, in der jedes Glied auf die Funktionstüchtigkeit des Nachbarglieds angewiesen ist, um die optimale Eigenfunktion zu gewährleisten. Nicht immer signalisiert der Körper eine Funktionsstörung durch Schmerzen oder Beschwerden: Eine Störung – eine Fehlhaltung, Verspannung oder Verletzung – kann lange Zeit kompensiert werden. Allerdings kommt es durch die Störung zu einer stetigen Zunahme der Spannung im ganzen System. Treten schließlich Beschwerden auf, dann müssen die Zusammenhänge im Körper untersucht werden, um die eigentliche Ursache der Störung festzustellen. Abhängig vom Ursprung und von der Richtung einer Bewegung unterscheidet man zwischen einer aufsteigenden und einer absteigenden Kette. Hierzu jeweils ein Beispiel:

- **Aufsteigende Kette:** Der Knick-Senk-Fuß geht mit einer Knickbewegung des Sprunggelenks nach innen einher und verursacht eine Innendrehung des Unterschenkels. Die X-Fehlstellung im Kniegelenk verursacht eine Innendrehung des Oberschenkelknochens und damit des Oberschenkelhalses. Es kommt zum Verkippen der betroffenen Beckenhälfte und Gegenverkippung der gegenüberliegenden Beckenhälfte (Beckenverwringung), zu einer Verschiebung bzw. Blockade im Becken-Steißbein-Gelenk (= SIG) und damit zu einer Verspannung der unteren Wirbelsäulenmuskulatur mit Verdrehung der Lendenwirbelkörper gegeneinander. Die Beschwerden manifestieren sich in dieser Region. Hier zeigt sich, dass die **Ursache** (mangelhaft ausgeprägtes Fußgewölbe) zu **Folgebeschwerden** in einem anderen Gebiet der Kette, in diesem Fall in der unteren Wirbelsäule, führen kann.
- **Absteigende Kette:** Eine Verspannung der Halsmuskulatur (z. B. nach einem Beschleunigungstrauma), hier insbesondere des großen Trapez-Muskels (setzt u. a. am Schulterblatt an), bedingt einen Hochstand und eine Auswärtsdrehung des Schulterblatts. Dies wiederum führt zu einer Blockade im Schulterblatt-Rippen-Gelenk, einer Verspannung des Delta-Muskels und einem Hochstand des Oberarmkopfs mit einer Einklemmungssymptomatik unterhalb des Schulterdachs. (Der Oberarmkopf wird vom Delta-Muskel gefasst und geführt. Durch seine Verkürzung wird er automatisch nach oben in Richtung Schulterdach gezogen.) Der große Brustmuskel, der am Oberarm ansetzt, wird ebenfalls nach oben gezogen. Die Spannungssteigerung in der Achselhöhle übt einen Druck auf das Gefäß- und Nervengeflecht aus, es kommt zur Durchblutungsstörung und zu einem Taubheitsgefühl in den Fingern des betroffenen Arms.

Die Problematik

Die lediglich regionale Betrachtung eines akuten Beschwerdebilds hat in der Regel eine lokale Therapieempfehlung zur Folge. Das Beschwerdebild kann sich im Idealfall temporär zurückbilden oder auf das Therapieregime gar nicht bzw. nur wenig ansprechen. Da die Ursache der manifestierten Symptomatik am anderen Ende der Kette jedoch nicht erkannt und aus diesem Grund auch nicht beseitigt werden konnte, ist eine mögliche Besserung der Beschwerden nur von kurzer Dauer.

Folglich schreitet die Symptomatik in angrenzende Regionen fort, und eine Verlängerung der Krankenakte ist das Ergebnis. Da verschiedene Therapiemodelle in unterschiedlichen Körperregionen für ein und dieselbe Krankheitsursache zum Einsatz gelangen, resultiert automatisch ein langer Leidensweg, der häufig mit einer langwierigen Arbeitsunfähigkeit verbunden ist.

Unsere Empfehlung

Im Zentrum sollte die Sensibilisierung der beteiligten Personen (Betreuer, Physiotherapeuten, Sportärzte) stehen. Voraussetzung für eine rechtzeitige Problemerkennung ist die überregionale Betrachtungsweise des menschlichen Körpers als eine zusammenhängende Einheit. Die genaue **Anamnese** (Krankheitsgeschichte) geht der **Primäruntersuchung** voraus. Die Primäruntersuchung sollte unter überregionaler Betrachtung der benachbarten Regionen erfolgen. Hierzu sollte der Patient entkleidet und von drei Aussichtspunkten (vorn, hinten, Seite) betrachtet werden: die Kopfhaltung, die Stellung der Wirbelsäule, die Symmetrie des Schultergürtels (die Höhe des jeweiligen Schultergelenks im Vergleich zur Gegenseite), das Gleitverhalten des Schulterblatts über dem hinteren Brustkorb, Höhenunterschiede im Beckenkamm, Position und Beweglichkeit des Steißbeins gegenüber dem Beckenknochen (eventuell Blockade), die Beweglichkeit des Hüftgelenks im Seitenvergleich, die Beinachsen und eventuelle Fehlstellungen, die Position des Rückfußes, die Anatomie des Fußgewölbes, die Breite und Form im Vorfuß, das Verhalten des großen Zehs gegenüber den anderen Zehen, die Bandstabilität in den Gelenken (insbesondere im oberen Sprunggelenk und im Kniegelenk) – all dies sollten Bestandteile der Primäruntersuchung zur globalen Erfassung der Problematik sein.
Richten Sie vor allem auch Ihr Augenmerk auf das Gewebe. Die Hautkonsistenz und ihre Verschiebbarkeit gegenüber dem darunter liegenden Gewebe, eventuelle lokale Veränderungen wie Rötung und/oder Überwärmung, Verhärtungen im Unterhautgewebe oder in der Muskulatur sollten Indizien in der Problemfindung darstellen.
Die **Therapie** ist im Idealfall eine Kombination aus Ursachenbehebung (z. B. Einlagenversorgung für den Fuß) und regionaler symptomatischer Behandlung (z. B. Krankengymnastik zur Behebung einer Beckenverwringung). Ansätze für das Erlernen von überregionalen Untersuchungstechniken lassen sich in den manualtherapeutischen und chiropraktischen Lehren finden.
Richtungsweisende Denkansätze könnten sich aus neueren, naturorientierten Denkmodellen wie der **Spiraldynamik®** ergeben.

Verrenkung eines Gelenks (Luxation)

Verrenkung oder Luxation

Unter einer Verrenkung versteht man eine überschießende Bewegung in einem Gelenk (ein-, zwei- oder dreidimensional) mit Bewegung der gelenkbildenden Anteile über den normalen Bewegungsumfang hinaus sowie Dehnung, Teilriss oder Komplettriss des Kapsel-Band-Apparats. Je nach Ausmaß der Kapsel-Band-Verletzung und je nach Stärke und Richtung der einwirkenden Kräfte kann es zu unterschiedlichen Begleitverletzungen der Binnenstrukturen im Gelenk kommen (z.B. Knorpel, Meniskus, Kreuzband).

Die gelenkbildenden Strukturen sind:
- Mindestens zwei Knochen
- Knorpeliger Überzug über dem Knochen
- Seitenbänder (innen und außen), die das Gelenk bei der Drehbewegung und gegen Scherkräfte sichern
- Gelenkkapsel
- Abhängig vom jeweiligen Gelenk befinden sich noch verschiedene andere Binnenstrukturen im Gelenk.

Einteilung der Verrenkungen

Verrenkungen werden folgendermaßen eingeteilt:
- Überdehnung des Kapsel-Band-Apparats
- Teilverrenkung (Teilluxation)
- Komplettverrenkung (komplette Luxation)

Sportarten mit erhöhtem Verletzungsrisiko
- Volleyball, Basketball (Fingergelenke)
- Baseball, Tennis (Ellenbogen- und Handgelenk, Schultergelenk)
- Handball (Schulter-, Ellenbogen-, Sprung-, Kniegelenk)
- Kampfsport (Ellenbogen- und Schultergelenk, Fuß- und Zehengelenke)
- Skisport (Daumengrundgelenk, »Skidaumen«)
- Speerwurf (Schultergelenk)
- Fußball (Sprung- und Kniegelenk)
- Tanzsport (Zehengelenke)

Symptome einer Überdehnung des Kapsel-Band-Apparats
Der Kapsel-Band-Apparat hält der einwirkenden Kraft stand. Es treten folgende Charakteristika auf:
- Schmerzen
- Schwellung
- Fester Anschlag bei maximaler Dehnung des Kapsel-Band-Apparats
- Beschwerden nur vorübergehend und baldige Besserung nach Ruhigstellung und Kältetherapie

Symptome einer Teilverrenkung
Der Kapsel-Band-Apparat hält der einwirkenden Kraft nur teilweise stand. Die gelenkbildenden Knochen können leicht gegeneinander verschoben sein. Es treten folgende Charakteristika auf:

- Schmerzen
- Schwellung
- Bluterguss
- Weicher Anschlag bei maximaler Dehnung des Kapsel-Band-Apparats
- Beschwerden bis zu sechs Wochen andauernd
- Keine baldige Besserung nach Ruhigstellung und Kältetherapie
- Komplettheilung ohne bleibende Beschwerden möglich

Symptome einer Totalverrenkung
- Der Kapsel-Band-Apparat hält der einwirkenden Kraft nicht mehr Stand und reißt. Je nach Ausmaß der Krafteinwirkung kann eine Mitverletzung von Haut und Unterhautgewebe erfolgen. Es treten folgende Charakteristika auf:
- Fehlstellung im Gelenk (die gelenkbildenden Knochen sind gegeneinander verschoben)
- Häufig Eröffnung von Haut und Unterhautgewebe (offene Verrenkung)
- Schonhaltung (Gelenk wird schmerzbedingt nicht mehr bewegt)
- Oft massive Schwellung mit Bluterguss
- Instabilität des Kapsel-Band-Apparats ohne Anschlag bei Dehnung
- Störung von Durchblutung und Sensibilität durch gesteigerten Druck auf Gefäße und Nerven möglich

Eine Totalverrenkung ist ein Notfall!
Eine baldige Einrenkung durch den Fachmann ist dringend notwendig, um eine dauerhafte Schädigung der Nerven zu verhindern.

Häufige Gelenkverrenkungen

Verrenkung der Kniescheibe

Kniescheiben-verrenkung

Die Kniescheibe ist als **Optimierungselement** der Oberschenkelmuskulatur zu verstehen. Nach oben wird sie vom Oberschenkelmuskel mit seinen vier Muskelbäuchen gefasst und entsprechend in verschiedene Zugrichtungen geführt. Nach unten ist sie durch das Kniescheibenband mit dem Unterschenkel verbunden. Ihre Funktion entspricht der eines stufenlosen Getriebes, das die Zugkraft der Oberschenkelmuskulatur auf das Kniescheibenband übersetzt und für eine optimale Streckbewegung sorgt.
Die Bewegung der Kniescheibe im **Gleitlager** (gelenkige Kontaktstelle zum Oberschenkelknochen) ist eine Roll-Gleit-Bewegung. Entgegen früherer Überlegungen zeigen neue biomechanische Untersuchungen, dass ein regelrechter Bewegungsablauf der Kniescheibe nur begrenzt von der Gelenkform (= Form der Kniescheibe und des Gleitlagers) abhängt, sondern viel mehr von der Balance zwischen den einzelnen Muskelbäuchen des großen Oberschenkelmuskels. Aufgrund der histologischen Zusammensetzung des inneren Muskelbauchs liegt in der Regel ein Übergewicht des äußeren Muskelbauchs vor, und eine vermehrte Querkraft nach außen ist das Resultat. Dies ist der Hauptgrund dafür, dass am häufigsten Verrenkungen nach außen auftreten.

Die Verrenkung der Kniescheibe ist die am häufigsten übersehene Verletzung bei sportlich aktiven Kindern und Jugendlichen. Meistens renkt sich die Kniescheibe wieder selbstständig ein, sodass die Symptome bei der Erstuntersuchung falsch interpretiert werden.

Ursachen

Ursachen der Kniescheibenverrenkung

Direkt: durch einen seitlichen Schlag von innen oder außen auf die Kniescheibe
Indirekt: eine Drehbewegung des Unterschenkels nach innen oder außen bei gleichzeitig angespanntem Oberschenkelmuskel

Sportarten mit erhöhtem Verletzungsrisiko
Alle Ballsportarten, insbesondere Fußball (Einwirken von großen Scherkräften begünstigt die Verletzung)

Faktoren, die eine Verrenkung der Kniescheibe begünstigen
- Beinachsenfehlstellung: O-Bein-Stellung (Verrenkung nach innen), X-Bein-Stellung (Verrenkung nach außen)
- Angeborene Bandschwäche
- Einmalige Verrenkung begünstigt wiederkehrende Verrenkungen.
- Lange Ruhigstellung (z. B. nach Verletzung oder Operation) mit Abbau der Oberschenkelmuskulatur; durch die histologische Zusammensetzung des inneren Muskelbauchs verliert dieser im Vergleich zum äußeren deutlich schneller an Substanz. Dies führt zu einer Dysbalance mit verstärktem Zug an der Kniescheibe nach außen.
- Angeborene Anomalien der Kniescheibe und/oder des Gleitlagers (zu flach)

Begleitverletzungen
- Knorpelschaden hinter der Kniescheibe und/oder im Gleitlager
- Riss des inneren oder äußeren Halteapparats der Kniescheibe

Symptome einer Teilverrenkung der Kniescheibe
- Schmerzen
- Schonhaltung
- Druckschmerz auf dem inneren oder äußeren Halteapparat der Kniescheibe kann ein Indiz für die Verrenkungsrichtung sein.
- Blutiger Gelenkerguss
- Schmerzzunahme bei Beugung

Symptome einer Totalverrenkung der Kniescheibe
- Schmerzen
- Schwellung
- Schonhaltung meist in Beugestellung des Kniegelenks (Position, in der die Verrenkung stattgefunden hat, wird schmerzbedingt beibehalten)
- Versatz der Kniescheibe nach innen oder außen (tastbare Lücke an der üblichen Position der Kniescheibe)
- Streckversuch im Kniegelenk wird nicht toleriert.

Tests zur Erkennung einer Verrenkung der Kniescheibe

Negativer Provokationstest: Bei leichter Beugestellung im Kniegelenk (20 oder 30 Grad) wird der Patient aufgefordert, den Oberschenkelmuskel anzuspannen. Bei vorangegangener Verrenkung weigert sich der Patient, der Aufforderung nachzukommen, da er diese Position schon kennt und weiß, dass sie eine neuerliche Verrenkung auslösen könnte.

Verschiedene Test zur Diagnose einer Kniescheibenverrenkung

Aufkippen der Kniescheibe (Kniescheiben-Tilt-Test), bei chronischer Instabilität: Der Sportler befindet sich mit leicht gebeugtem Kniegelenk (auch unter Streckung möglich) in Rückenlage. Der Untersucher hält die Kniescheibe zwischen Daumen und Zeigefinger und fordert den Patienten auf, den Oberschenkelmuskel anzuspannen. Bei einer Instabilität des inneren Halteapparats kippt das Kniegelenk auf (innerer Rand hebt sich an) = **positiver Tilt.**

Außengleiten der Kniescheibe (Kniescheiben-Glide-Test), bei chronischer Instabilität: Der Athlet befindet sich in Rückenlage. Der Untersucher fasst die Kniescheibe zwischen Daumen und Zeigefinger beider Hände und schiebt sie nach innen und außen (siehe Grafik unten). Der Test erfolgt immer im Seitenvergleich. Bei Instabilitäten des Halteapparats ist die Gleitbewegung im Seitenvergleich verstärkt = **positiver Glide.**

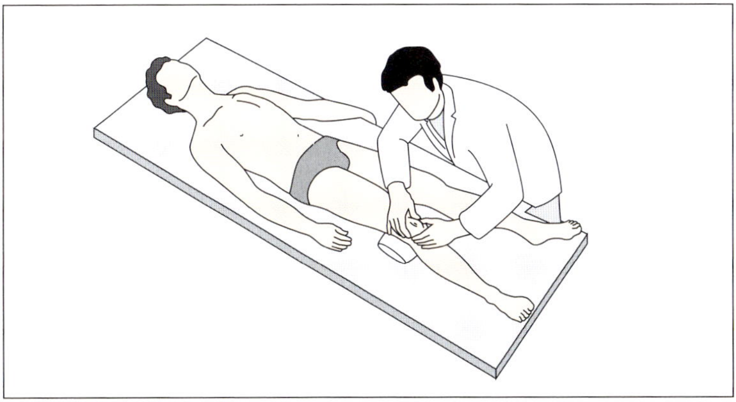

Sofortmaßnahmen bei einer Teilverrenkung der Kniescheibe
- Schonung und Hochlagerung zur Vorbeugung der Schwellungszunahme
- Kältetherapie zur Linderung der Schmerzen

Sofortmaßnahmen bei einer Totalverrenkung der Kniescheibe
- Schonhaltung und Hochlagerung
- Kältetherapie
- Der sofortige Transport zu einem Spezialisten ist zu empfehlen.

Behandlung der Kniescheibenteilverrenkung

Weiterführende Maßnahmen bei einer Teilverrenkung der Kniescheibe
- Eine Knieruhigstellungsschiene in Streckung wird für vier bis sechs Wochen empfohlen.
- Schmerzstillende Medikamente sollten vom behandelnden Arzt großzügig verordnet werden.
- Die Mobilisierung mit völliger Entlastung sollte konsequent beibehalten werden, da die Belastung des Beines mit einem Anspannen der Oberschenkelmuskulatur und damit mit einem Zug an der Kniescheibe einhergeht.

Weiterführende Maßnahmen bei einer Totalverrenkung der Kniescheibe

Behandlung der Kniescheibentotalverrenkung

- Das Anmodellieren einer flexiblen Schiene an das Kniegelenk soll einen schmerzarmen Transport garantieren.
- Schmerzstillende Medikamente sollten großzügig vom behandelnden Arzt verordnet werden.
- Zur Schmerzlinderung und Schonung der Weichteile empfehlen wir das sofortige Einrenken der Kniescheibe: Der Patient wird aufgefordert, den Oberschenkelmuskel zu entspannen. Mit einer Hand wird die Kniescheibe zwischen Langfingern und Daumen gefasst und entgegen der Verrenkungsrichtung gedrückt, während das Bein mit der anderen Hand in die Streckposition gebracht wird. Ein Schnappgeräusch ist ein sicheres Zeichen für eine erfolgreiche Einrenkung.
- Die sterile Punktion eines Blutergusses lindert die Schmerzen durch die Entspannung der Gelenkkapsel und trägt zur Diagnosesicherung bei (z. B. sind Fettaugen im Punktat ein Indiz für einen Knorpel- und/oder Knochenschaden).
- Wir empfehlen eine Knieruhigstellungsschiene in Streckung für vier bis sechs Wochen, damit eine ungestörte Heilung des Kniescheibenhalteapparats stattfinden kann.
- Die Kernspintomografie zur Beurteilung des gesamten Schadens (Knorpel, Halteapparat) ist unserer Meinung nach unumgänglich.
- Ein großer Knorpelabriss sollte bald im Rahmen einer arthroskopischen Operation refixiert werden. Die Vitalität des Knorpelstücks und des darunter liegenden Knochens ist ausschlaggebend für eine erfolgreiche Heilung.
- Eine bleibende Instabilität mit wiederholten Verrenkungen der Kniescheibe nach Beendigung der Ruhigstellungsphase und der Rehabilitation stellt unserer Meinung nach die Indikation zur Stabilisierungsoperation dar.

Vorbeugung
- Das Auftrainieren der Oberschenkelmuskulatur ist zielführend.
- Koordinationsübungen zum Erhalt des Gleichgewichts zwischen den einzelnen Muskelbäuchen des Oberschenkelmuskels sollten im Therapieprogramm integriert sein.
- Der Sportler sollte besonderes Augenmerk auf den inneren Muskelbauch der vorderen Oberschenkelmuskulatur werfen, insbesondere bei Trainingsbeginn nach längerer Pause oder nach einer Operation.
- Wir raten zur rechtzeitigen Korrektur von Beinachsenfehlstellungen.
- Knorpelverbessernde Nahrungsergänzungsmittel können zur Erhöhung der Widerstandsfähigkeit des Knorpels beitragen.

Verrenkung des Schultergelenks

Das Schultergelenk wird aus Oberarmknochen und Schulterblatt gebildet. Da das Gelenk sehr große Bewegungsausmaße ermöglichen muss, sind sehr flexible Strukturen für die Stabilität, insbesondere der vorderen Gelenkanteile, verantwortlich.

Schulterverrenkung

Diese sind im Einzelnen:

- **Gelenklippe:** Sie ist am Vorderrand der Gelenkfläche wie ein Dichtungsring aufgespannt, um eine Verrenkung des Oberarmkopfs aus dem Gelenk zu verhindern. Man bezeichnet sie auch als **I. Verteidigungslinie.**
- **Bänder:** Sie verlaufen zwischen Schulterblatt und Oberarm. Diese *glenohumeralen* Bänder bezeichnet man auch als **II. Verteidigungslinie.**
- **Gelenkkapsel:** Dies ist die **III. Verteidigungslinie.**
- Vorderer und mittlerer Anteil des **Delta-Muskels**
- Sehniger Anteil des **großen Brustmuskels** (*Pectoralis*-Muskel)

Ursachen

Eine **angeborene** Bandschwäche führt zu wiederholten Verrenkungen aus dem Gelenk. Diese ist in der Regel durch eine Verrenkungstendenz in alle Richtungen gekennzeichnet (»multidirektionale Instabilität«).

Ursachen der Schulterverrenkungen

Eine **erworbene** Bandschwäche tritt nach Verletzungen auf.

- Direkt: Nach einem Sturz oder Schlag auf die Schulter
- Indirekt: Nach der Ausführung einer Wurfbewegung

Ablauf eines Wurfes im Schultergelenk

Ausholphase: Der Arm wird maximal überstreckt und abgespreizt (dies führt zu einer Dehnung der vorderen Gelenkstrukturen und zur Anspannung der hinteren und äußeren Gelenkanteile), und der Oberarmkopf ist maximal nach außen gedreht.

Aufrichtphase: Richtet sich der Arm auf, befinden sich alle Gelenkanteile im Gleichgewicht, nur der untere Kapselrand ist gedehnt. Der Oberarmkopf kippt nach unten.

Beschleunigungsphase: Hier spannen sich die vorderen Gelenkstrukturen an, während die hinteren Anteile gedehnt sind. Der Oberarmkopf ist nach innen gedreht.

Abbremsphase: Alle Anteile sind unter maximaler Spannung, um den Schwung abzubremsen. Der Oberarmkopf ist nach innen gedreht und nach hinten gekippt.

Faktoren, die eine Verrenkung des Schultergelenks begünstigen

- Angeborene Bindegewebsschwäche
- Zu kleine Gelenkpfanne und/oder zu großer Oberarmkopf
- Angeborene Formanomalien der Gelenkpfanne oder des Gelenkkopfs

- Funktionsuntüchtigkeit der Gelenklippe und/oder der stabilisierenden vorderen Bänder (*glenohumerale* Bänder)
- Bereits abgelaufene Verrenkung (geht immer mit einer Schädigung der Gelenklippe und der vorderen Gelenkkapsel einher)

Formen und Einteilung der Schulterverrenkungen

Formen
- Teilverrenkung
- Totalverrenkung

Die Einteilung der Schulterverrenkungen kann auch nach der Richtung der Luxation vorgenommen werden:
- Nach vorn
- Nach vorn-unten (die häufigste Form)
- Nach hinten (sehr selten)
- Nach hinten-unten

Symptome einer Teilverrenkung des Schultergelenks
- Leichte Verschiebung des Oberarmkopfs nach vorn mit selbstständiger Einrenkung
- Schmerzen im vorderen Gelenkbereich
- Eventuell Bluterguss
- Schonhaltung

Test zur Erkennung einer Verrenkung des Schultergelenks
Arm-Abspreiz-Verrenkungstest in 45 und 90 Grad: Der Untersucher steht hinter dem Athleten und umgreift mit der körpernahen Hand das Schulterblatt. Mit Daumen und Zeigefinger derselben Hand wird der Oberarmkopf von hinten und vorn fixiert. Mit der schulterfernen Hand wird der Oberarm des Patienten gefasst und zunächst in einem 45-Grad-Winkel hochgehoben. Während der Arm vom Untersucher nach hinten gezogen wird, kontrollieren Daumen und Zeigefinger der körpernahen Hand das Bewegungsausmaß des Oberarmkopfs (Verrenkungstendenz) nach vorn. Die Untersuchung erfolgt immer im Vergleich zur Gegenseite, damit eine angeborene Bandschwäche nicht übersehen wird. Der Test wird dann in einem 90-Grad-Winkel wiederholt.

Symptome einer Totalverrenkung des Schultergelenks
- Schmerzen
- Schonhaltung
- Schwellung
- Funktionslos hängender Arm
- Deutlich tastbare Lücke unter dem Gelenkdach (Oberarmkopf ist nicht mehr in der Pfanne und hinterlässt eine Lücke)
- Eventuell ein leichtes »Kribbeln« in den Fingern als Zeichen dafür, dass der verrenkte Oberarmkopf auf die Nerven und Gefäße des Schulter-Arm-Geflechts drückt

- Der oben beschriebene Arm-Abspreiz-Verrenkungs-Test kann nicht durchgeführt werden, da der Oberarmkopf sich nicht regulär im Gelenk befindet und jeder Versuch, den Arm zu bewegen, mit massivsten Schmerzen einhergehen würde.

Behandlung der Schulterverrenkungen

Sofortmaßnahmen bei einer Teilverrenkung des Schultergelenks
- Schonung
- Kältetherapie zur Schmerz- und Schwellungslinderung

Sofortmaßnahmen bei einer Totalverrenkung des Schultergelenks
- Der Patient soll eine für ihn schmerzarme Position einnehmen, um einen optimalen Transport zu gewährleisten.
- Die Überprüfung von Durchblutung, Motorik und Sensibilität (»DMS«, siehe Seite 17) sollte in der Akutphase erfolgen, damit eine Verschlechterung sofort registriert werden kann.
- Kältetherapie zur Schmerz- und Schwellungslinderung

Keine Bewegung!
Unterlassen Sie jeden Versuch, den Arm zu bewegen, um einen bestehenden Schaden am Oberarmkopf oder an der Gelenkpfanne nicht zu verschlimmern oder einen unverschobenen Bruch nicht zu verschieben!

Weiterführende Maßnahmen bei einer Teil- oder Totalverrenkung des Schultergelenks
- Schmerzmittelgabe durch den Arzt
- Baldiger Transport ins Krankenhaus
- Röntgen in zwei Ebenen (die axiale Aufnahme ist unerlässlich, um die genaue Richtung der Verrenkung festzustellen)
- Einrenkung des Oberarms über den Einrichtungsstuhl oder in liegender Position (häufig ist eine Einrenkung aufgrund der massiven muskulären Abwehrspannung des Patienten nicht möglich)
- Ultrasling-Bandage für sechs Wochen, damit eine adäquate Vernarbung der gerissenen Kapsel-Band-Anteile stattfinden kann
- Kernspintomografie im Intervall, um die Ausmaße der Verletzung zu eruieren

Vorbeugung
Die vorbeugenden Maßnahmen beinhalten eine allgemeine Kräftigung der schulterstabilisierenden Strukturen.
- Training der Rotatorenmanschette zum Zentrieren des Oberarmkopfs (siehe auch den Abschnitt »Rotatorenmanschette«, Seite 120 ff.)
- Auftrainieren des gesamten Schultergürtels, insbesondere des Delta-Muskels (unbedingt alle drei Anteile gleichmäßig beübten)
- Bei Wurfsportarten: Einüben der richtigen Wurftechnik entscheidend, um dauerhafte Schulterbeschwerden zu vermeiden
- Dehnung im Schulterblatt-Rippen-Gelenk, um eine optimale Gleitbewegung beim Wurf zu gewährleisten

Verrenkung des Schultereckgelenks

Verrenkung des Schultereckgelenks

Als Schultereckgelenk bezeichnet man das Gelenk zwischen Schlüsselbein und Schulterblattfortsatz. Es wird durch drei verschiedene Bandsysteme stabilisiert:

- **AC-Band:** umgreift das Gelenk unmittelbar, indem es vom Schlüsselbein zum Schulterblattfortsatz zieht
- **CA-Band:** zieht vom Korakoid (Rabenschnabelfortsatz) zum Schulterblattfortsatz
- **CC-Band:** zieht vom Korakoid zum Schlüsselbein

Das Gelenk ist ein wichtiger Bestandteil für die Stabilität des gesamten Schultergürtels, insbesondere bei Überkopfbewegungen.

Sportarten mit erhöhtem Verletzungsrisiko

- Tennis, Badminton
- Baseball
- American Football
- Sperrwurf
- Kugelstoßen
- Bodybuilding

Diese Sportarten begünstigen den Verschleiß und damit die Verletzungsanfälligkeit des Gelenks. Eine Verrenkung kann bei jeder Sportart vorkommen, bei der es zu einem Sturz auf den gestreckten Arm oder direkt auf die Schulter kommt.

Faktoren, die eine Verrenkung des Schultereckgelenks begünstigen

- Diskrepanz zwischen Muskelmasse und Gelenkgröße (z. B. kleine Bodybuilder mit enormer Muskelmasse)
- Fortgeschrittener Verschleiß bei Überbeanspruchung

Symptome

- Schmerzen
- Schonhaltung
- Schmerzzunahme beim Heben des Arms
- Eventuell Bluterguss

Test zur Erkennung einer Verrenkung des Schultereckgelenks
Klaviertastenphänomen: Durch Druck auf das äußere Ende des Schlüsselbeins lässt sich dieses gegenüber dem Schulterblattfortsatz nach unten drücken. Lässt der Fingerdruck nach, hebt sich das äußere Schlüsselbeinende wieder (wie die Taste eines Klaviers).

Verletzungsgrade nach Tossy und Rockwood

Einteilung der Verletzungen

- **Tossy 0:** Zerrung des AC-Bands
- **Tossy I:** Teilriss des AC-Bands, CA-Band und CC-Band bleiben unverletzt, Schlüsselbein hebt sich gegenüber Schulterblattfortsatz nur minimal ab, negatives Klaviertastenphänomen

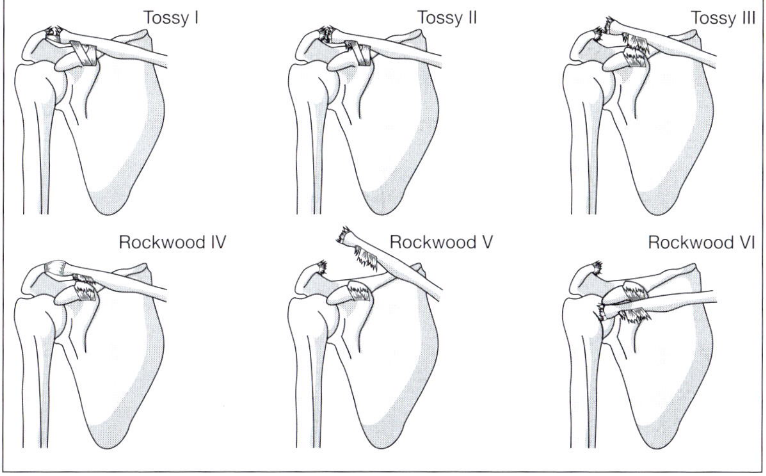

Einteilung der verschiedenen Verletzungsgrade bei der Schultereckgelenksverrenkung nach Tossy bw. Rockwood

- **Tossy II:** Komplettriss des AC-Bands, CA-Band und CC-Band bleiben unverletzt, Schlüsselbein hebt sich gegenüber Schulterblattfortsatz deutlich ab, positives Klaviertastenphänomen
- **Tossy III:** Komplettriss aller drei Bänder, Schlüsselbein hebt sich gegenüber Schulterblattfortsatz komplett ab, positives Klaviertastenphänomen
- **Rockwood IV:** wie Tossy III, nur Schlüsselbein verschiebt sich in der Horizontalebene ca. ein bis zwei Zentimeter nach hinten, kein eindeutiges Klaviertastenphänomen
- **Rockwood V:** wie Rockwood IV, nur deutliche Verschiebung des Schlüsselbeins nach hinten in den Schlitz zwischen Delta- und *Trapezius*-Muskel
- **Rockwood VI:** Verrenkung des Schlüsselbeins unter den Rabenschnabelfortsatz

Sofortmaßnahmen
- Schonung und Kältetherapie zur Schmerz- und Schwellungslinderung
- Anheben des Arms über 90 Grad vermeiden

Weiterführende Maßnahmen vom Arzt oder medizinisch ausgebildeten Fachpersonal
- Gabe von schmerzstillenden Medikamenten vom behandelnden Arzt
- Das Anlegen eines **Rucksackverbands (Tornisterverband)** ist kontrovers diskutiert. Erfahrungsgemäß wird durch die aufrechte Position, die durch das Anlegen des Verbands eingenommen wird, eine Verbesserung der Position der beteiligten Strukturen erzielt und dadurch eine mögliche Bandheilung positiv beeinflusst. Unabhängig davon wird von den Patienten eine deutliche Schmerzlinderung angegeben. Ein Schaden im Bereich der Gefäß- und Nervenstrukturen in der Achselhöhle wird unserer Erfahrung nach lediglich durch die falsche Verbandsgröße und/oder die inkorrekte Anlage des Tornisterverbands verursacht.

- Ein Röntgen mit gehaltenen Aufnahmen im Seitenvergleich sollte standardmäßig durchgeführt werden. Dabei hält der Patient einen fünf bis zehn Kilogramm schweren Kanister in beiden Händen, durch den Zug senkt sich das Schulterblatt. Bei Bandinstabilität hebt sich das Schlüsselbein im Vergleich zur Gegenseite.
- **Tossy 0 bis II:** Hier empfehlen wir die konservative Therapie mit Rucksackverband für sechs Wochen und ein Vermeiden der Überkopfaktivität. Danach sollte sich Krankengymnastik zur Festigung des Schultergürtels anschließen.
- **Tossy III:** Bei sportlich Aktiven mit großer Überkopfbelastung raten wir zur operativen Einrenkung und Stabilisierung des Gelenks.
- **Rockwood IV bis VI:** Hier ist aus unserer Sicht eine Operation unumgänglich.

Vorbeugung
- Stabilisierende Übungen für den gesamten Schultergürtel
- Regelmäßige Dehnung des Schulterblatt-Rippen-Gelenks zur Entlastung des Schultereckgelenks
- Rechtzeitige mobilisierende Techniken nach manualtherapeutischem Vorbild zur Dehnung des Gelenks bei beginnendem Verschleiß

Verrenkung der Fingergelenke

Fingergelenkverrenkung

Die **Finger II bis V** (Zeige- bis Kleinfinger) bestehen aus drei Gliedern:
- Grundglied: Verbindung zur Mittelhand, bildet gemeinsam mit dem Mittelhandknochen das **Grundgelenk**
- Mittelglied: bildet mit dem Grundglied das **obere Zwischengliedgelenk**
- Endglied: bildet mit dem Mittelglied das **untere Zwischengliedgelenk** und beherbergt den Fingernagel

Der **Daumen** besteht aus nur zwei Gliedern:
- Grundglied mit dem Grundgelenk zur Mittelhand
- Endglied mit dem **Zwischengliedgelenk**

Die Stabilisierung der Fingergelenke erfolgt durch die Seitenbänder und die Gelenkkapsel mit sehnigen Ausläufern, die die Kapsel stärken.

Sportarten mit erhöhtem Verletzungsrisiko
Alle Ballsportarten wie Volleyball, Basketball, Handball oder American Football

Formen
Verstauchung: Das *Laesio fibrocartilaginea* ist die häufigste Freizeitverletzung und gleichzeitig die häufigste Verletzung bei Ballsportarten. Eine Zerrung des Kapsel-Band-Apparats geht mit einer Stauchung des Gelenkknorpels einher.
Teilverrenkung: Teilriss des Kapsel-Band-Apparats mit leichter Fehlstellung im Gelenk
Totalverrenkung: Komplettriss des Kapsel-Band-Apparats mit einer Verrenkung der gelenkbildenden Fingerglieder

Symptome einer Verstauchung eines Fingergelenks
- Schmerzen
- Schwellung

- Leicht überdehnbare Seitenbänder
- Typischer schmetterlingsförmiger Bluterguss auf der Beugeseite des Gelenks

Symptome einer Teilverrenkung eines Fingergelenks
- Schmerzen
- Schwellung
- Druckschmerz auf der betroffenen Gelenkseite
- Fehlstellung in X- oder O-Position durch Insuffizienz eines Seitenbands
- Vermehrte Aufklappbarkeit im Gelenk auf der betroffenen Bandseite

Symptome einer Verrenkung eines Fingergelenks
- Betroffene Glieder komplett gegeneinander verschoben
- Massive Schwellung mit Bluterguss
- In der Regel gering ausgeprägte Schmerzen
- »Kribbeln« unterhalb der Verletzung als Zeichen für eine Gefäß-Nerven-Schädigung
- Eventuell Mitbeteiligung von Haut und Unterhautgewebe (offene Verrenkung)

Sofortmaßnahmen

Behandlung der Fingergelenkverrenkungen

- Schonung, Hochlagerung und Kältetherapie zur Schmerz- und Schwellungslinderung
- Abdeckung mit einem sterilen Verband bei offener Verletzung (sterile Kompresse mit Wickelbandage)

Weiterführende Maßnahmen vom Arzt oder medizinisch ausgebildeten Fachpersonal
- Röntgen zum Bruchausschluss
- Einrenkung unter Zug durch den Fachmann
- Fingerschiene (PIP-Schiene für das obere und DIP-Schiene für das untere Zwischengliedgelenk sowie eine Mittelhandschiene in »Intrinsic Plus«-Position beim Grundgelenk) für insgesamt vier Wochen
- Operative Sanierung von Haut und Weichteilen bei einer offenen Verrenkung
- Anschließende intensive Krankengymnastik zum Erhalt der Beweglichkeit und zur Aufdehnung der vernarbten Gelenkkapsel

Vorbeugung
Das fachgerechte Tapen ist der einzig sinnvolle Schutz für die Fingergelenke.

Verrenkung des Ellenbogengelenks

Ellenbogenverrenkung

Das Ellenbogengelenk setzt sich knöchern aus dem Oberarmknochen sowie der Elle und der Speiche (beide im Unterarm) zusammen. Stabilisiert wird es durch das innere und äußere Seitenband sowie die Gelenkkapsel. Des Weiteren fixiert ein Ringband das Speichenköpfchen an der Elle. Die Streckung im Gelenk wird durch den *Trizeps*-Muskel (hinter dem Oberarmknochen) und die Beugung vorwiegend durch den *Bizeps*-Muskel gewährleistet. Die Drehbewegung erfolgt durch die beuge- und streckseitige Muskulatur des Unterarms.

Eine Verrenkung erfolgt durch den Sturz auf die Hand bei leicht gebeugtem Ellenbogengelenk. Bei der Verrenkung handelt es sich in der Regel um eine Verschiebung des Unterarms (Elle und Speiche) gegenüber dem Oberarmknochen nach hinten.

Teilverrenkung: Hierbei handelt es sich um eine übermäßige Drehbewegung mit Riss eines Seitenbands und der dazugehörigen Kapsel.
Totalverrenkung: Hier liegt eine Komplettverschiebung des Unterarms gegenüber dem Oberarm mit Riss der Seitenbänder und eines Großteils der Kapsel vor.

Sportarten mit erhöhtem Verletzungsrisiko
- Tennis
- Badminton
- Handball
- American Football
- Kampfsport

Beschwerden bei Ellenbogenverrenkungen

Symptome
- Schmerzen
- Schonhaltung (jeder Versuch, das Gelenk zu manipulieren, wird abgelehnt)
- Schwellung
- Fehlstellung im Gelenk
- Bluterguss
- Eventuell »Kribbeln« im Unterarm und/oder in der Hand als Zeichen für einen vermehrten Druck auf einen Nerv

Schnell handeln!
Eine Verrenkung ist ein Notfall und verlangt eine baldige Einrenkung durch den Fachmann.

Behandlung von Ellenbogenverrenkungen

Sofortmaßnahmen
- Schonung und Kältetherapie
- Rascher Transport zum Facharzt

Weiterführende Maßnahmen vom Arzt oder medizinisch ausgebildeten Fachpersonal
- Anlegen einer flexiblen Schiene für den Transport durch das Fachpersonal
- Gabe von schmerzstillenden Medikamenten durch den Arzt
- Röntgen zur Bestimmung der Verrenkungsrichtung und zum Ausschluss eines Bruchs (absolut notwendig!)
- Baldige Einrenkung des Gelenks (oft nur unter kinematografischer Kontrolle möglich), um die Gefäß- und Nervenstrukturen, aber auch die umgebenden Weichteile zu schonen
- Ruhigstellung mit AO-Schiene oder Gips für sechs Wochen
- Operation nur bei Schädigung von Gefäßen oder Nerven bzw. bei anhaltender Instabilität nach Beendigung der Ruhigstellungsphase

Weitere Verrenkungsarten

Verrenkung des Sprunggelenks
Siehe unter »Bruch des Sprunggelenks«, Seite 93

Verrenkung der Zehengelenke
Die Anatomie der Zehen ist der der Finger sehr ähnlich. Eine reine Verrenkung ist allerdings selten. In der Regel ist eine Verrenkung fast immer mit einem Knochenbruch kombiniert.

Symptome
- Schmerzen
- Schwellung
- Fersengang
- Fehlstellung (in der Regel durch die Verschiebung der einzelnen Bruchfragmente gegeneinander bedingt)
- Defekt von Haut und Unterhautgewebe bei offenen Verrenkungsbrüchen
- Kribbeln als Zeichen für Gefäß- und Nervenverletzungen

Sofortmaßnahmen
- Schonung
- Hochlagerung
- Kältetherapie
- Fersengang

Weiterführende Maßnahmen vom Arzt oder medizinisch ausgebildeten Fachpersonal
- Gabe von schmerzstillenden Medikamenten durch den Arzt
- Röntgen zur Diagnosesicherung
- Baldige Einrenkung des betroffenen Zehs zur Schonung der Weichteile und der umgebenden Strukturen
- Fixation im **Dachziegelverband** für sechs Wochen
- Fersengang bis zur Beschwerdefreiheit (verringert die Schmerzen)
- Eine operative Sanierung empfehlen wir bei gelenknahen Brüchen mit Gelenkbeteiligung von mehr als 30 Prozent und gestörter Gelenkkontinuität sowie bei verschobenen Knochenbrüchen, die nach Einrenkung durch einen angelegten Verband nicht stabil bleiben.

Zwischenrippenschmerz (Interkostalneuralgie)

Hierbei handelt es sich um eines der häufigsten Schmerzsymptome, mit denen der aktive Sportbetreuer oder Trainer im Alltag konfrontiert wird. Ein stechender Schmerz an einer beliebigen Stelle des Brustkorbs im Zwischenraum zweier oder mehrerer Rippen führt zu einer deutlichen Leistungsreduktion mit einem gelegentlich langwierigen Leidensdruck. Die häufige Fehlinterpretation der Schmerzursache bringt leider oft eine Verzögerung der korrekten Therapie und damit einen Trainingsrückstand in der laufenden Saison mit sich.

Anatomie

Die zwölf Rippenpaare des Brustkorbs sind an der Vorderseite mit dem Brustbein und auf der Rückseite mit der Wirbelsäule gelenkig verbunden.

Im Zwischenrippenraum befindet sich die Zwischenrippenmuskulatur, die jeweils am Unter- und Oberrand zweier benachbarter Rippen befestigt ist. Durch ihre Mitwirkung beim Heben und Senken der Rippen während der Ein- und Ausatmungsphase wird die Atmung erst ermöglicht (zusätzlich tragen der große und der kleine Brustmuskel sowie das Zwerchfell dazu bei).

Die Versorgung der Zwischenrippenmuskulatur erfolgt durch ein Gefäß-Nerven-Bündel das jeweils am Unterrand der Rippe verläuft.

Ursachen

Ursachen der Interkostalneuralgie

Als Ursachen für den Schmerz werden ein übermäßig starker Zug oder Druck sowie die Einklemmung eines oder mehrerer Nervenstrukturen in einem oder mehreren Zwischenrippenräumen diskutiert. Als auslösender Faktor für die vermehrte Belastung kommen folgende Veränderungen infrage:

- Alter, knöchern verheilter Rippenbruch mit gesteigerter Knochenneubildung (Kallus): führt zu einer vermehrten Druckbelastung im Zwischenrippenraum
- Spannungssteigerung der Zwischenrippenmuskulatur durch übermäßiges Training: führt zu einer vermehrten Zugbelastung im Zwischenrippenraum
- Blockade im Rippen-Brustbein-Gelenk oder im Rippen-Wirbelkörper-Gelenk: führt zu einer Verdrehung der benachbarten Rippen beim Ein- oder Ausatmen und damit zur vermehrten Zugbelastung im Zwischenrippenraum
- Erkältung oder grippaler Infekt mit begleitender Nervenentzündung
- Bluterguss durch Verletzung eines Gefäßes im Zwischenrippenraum nach einem Schlag mit vermehrter Druckbelastung auf die Nervenstruktur
- Knochentumor (Metastase, Tochtergeschwulst – bei einer bösartigen Grunderkrankung) mit vermehrtem Druck auf den betroffenen Nerv
- Eine Entzündung des Rippenfells (innere Auskleidung des Brustkorbs mit Kontakt zur Lungenoberfläche, siehe Abschnitt »Lungenkollaps«, Seite 109 f.) im Rahmen einer Lungenentzündung kann ähnliche Symptome verursachen.
- Eine Reizung der Knochenhaut der betroffenen Rippe nach einem Sturz oder Schlag kann eine ähnliche Beschwerdesymptomatik bewirken.

Sportarten mit erhöhtem Verletzungsrisiko

Eine sportartspezifische Differenzierung ist hier nicht möglich. Ein Zusammenhang zwischen einer gesteigerten Drehkomponente im Oberkörper und derartigen Beschwerden liegt jedoch häufig vor.

Symptome

- Stechender/ziehender Schmerz
- Schmerzsteigerung durch Druck auf die angegebene Stelle
- **Atmungsabhängigkeit** der Schmerzen
- Schonhaltung
- Gelegentlich Atemnot bei akuter Einklemmung eines Nervs mit deutlich reduziertem Atemvolumen

- Bei einer Gelenkblockade: Schmerzzunahme beim Druck auf das Brustbein oder beim Beklopfen der Wirbelsäule

Sofortmaßnahmen

Behandlung der Interkostal-neuralgie

- Schonung und Ruhigstellung
- Lokale Wärmetherapie (Sportsalbe)
- Einnahme der für den Patienten angenehmsten Position für den Transport

Weiterführende Maßnahmen vom Arzt oder medizinisch ausgebildeten Fachpersonal

- Gabe von schmerzstillenden Medikamenten durch den behandelnden Arzt
- Röntgen zum Bruchausschluss
- Lokale Injektion eines Schmerzmittels an die Stelle des Schmerzmaximums
- Bei Verdacht einer Gelenkblockade sollte ein Fachmann aus dem Gebiet der manuellen Medizin oder der Chirotherapie die notwendige »Deblockierung« (siehe Kapitel »Gelenkblockade«) durchführen.
- Die Gabe von entzündungshemmenden Präparaten für zwei Wochen ist bei dem Verdacht auf eine Nervenentzündung angezeigt.
- Abklärung der Entzündungsparameter und Abhorchen der Lungengeräusche mit einem Stethoskop zum Ausschluss einer Lungenentzündung sind empfehlenswert.
- Die Entzündung der Knochenhaut kann in der Kernspintomografie mit Kontrastmittel nachgewiesen werden.
- Sportkarenz bis Beschwerdefreiheit sollte die Voraussetzung für eine dauerhafte Genesung sein.

Herzinfarkt ausschließen!

Nicht übersehen!

Bei einem linksseitigen Brustkorbschmerz muss immer eine Herz- oder Gefäßerkrankung (Herzinfarkt, Angina pectoris, erhöhter Blutdruck) vom Fachmann ausgeschlossen werden. Als besonders verdächtig ist die Kombination aus linksseitigem Brustkorbschmerz und Schmerzausstrahlung in den linken Arm zu werten!

Literaturverzeichnis

- Ahonen, J./Lathinen, T./Sandström, S./Pogliani, G.: Sportmedizin und Trainingslehre. Schattauer, 2008
- Bader-Johansson, Ch.: Motorik und Interaktion: Wie wir uns bewegen – Was uns bewegt. Thieme, Stuttgart 2000
- Beckmann, C./Klein-Neuhold, M.: Physiotherapie bei Querschnittlähmung. Thieme, Stuttgart 2001
- Van den Berg, F.: Angewandte Physiologie, Band 1: Das Bindegewebe des Bewegungsapparates verstehen und beeinflussen. Thieme, Stuttgart 1998
- Betz, U./Eckhardt, A.: Propriozeptionstraining – ein Weg zur funktionellen Stabilität operierter Gelenke. Orthopädische Praxis 1998
- Bizzini, M.: Sensomotorische Rehabilitation nach Beinverletzungen. Thieme, Stuttgart 2000
- Brinckmann, P./Frobin, W./Leivseth, G.: Orthopädische Biomechanik. Thieme, Stuttgart 2000
- Buchhorn, T./Winkler, N.: 300 Fragen zum Laufen. Gräfe und Unzer, München 2007
- Buchhorn, T./Winkler, N.: Das große GU Laufbuch. Gräfe und Unzer, München 2007
- Buckup, K.: Klinische Tests an Knochen, Gelenken und Muskeln. 2. Auflage. Thieme, Stuttgart 2000
- Delavier, F.: Muskel Guide. BLV, München 2006
- Duus, P.: Neurologisch-topische Diagnostik: Anatomie, Physiologie, Klinik. 7. Auflage. Thieme, Stuttgart 2001
- Ehmer, B.: Orthopädie und Traumatologie für Physiotherapeuten. Enke, Stuttgart 1998
- Einsingbach, T./Klümper, A./Biedermann, L.: Sportphysiotherapie und Rehabilitation. 2. Auflage. Thieme, Stuttgart 1992
- Engelhardt, M./Neumann, G.: Sportmedizin: Grundlagen für alle Sportarten. BLV, München 1994
- Frisch, H.: Programmierte Therapie am Bewegungsapparat: Chirotherapie. 3. Auflage. Springer, Berlin 1999
- Frisch, H.: Programmierte Untersuchung des Bewegungsapparates: Chirodiagnostik. 8. Auflage. Springer, Berlin 2001
- Gisler, Th.: Differenzierung im Beweglichkeitstraining. Thieme, Stuttgart 1998
- Hochschild, J.: Strukturen und Funktionen begreifen, Band 1 und 2. Thieme, Stuttgart 1998 und 2002
- Kapandji, I. A./Koebke, J.: Funktionelle Anatomie der Gelenke. Thieme, Stuttgart 2006
- Kapandji, I. A.: Funktionelle Anatomie: Schematische und kommentierte Zeichnungen zur menschlichen Biomechanik. 3. Auflage, Sonderausgabe. Hippokrates, Stuttgart 2001
- Klein-Vogelbach, S.: Funktionelle Bewegungslehre: Bewegung lehren und lernen. 5. Auflage. Springer, Berlin 2000

- Larsen, Ch.: 3D-Anatomie-Sehen in der Praxis. Zeitschrift für Physiotherapeuten. 1999; 4: 577
- Müller, M. E./Allgöwer, M./Schneider, R.: Manual der Osteosynthese. AO-Technik. Springer, Berlin 1992
- Putz, R. (Hrsg.): Sobotta – Atlas der Anatomie des Menschen. Urban & Schwarzenberg bei Elsevier, New York 2007
- Radlinger, L./Bachmann, W./Homburg, J./Leuenberger, U./Thaddey, G.: Rehabilitatives Krafttraining. Thieme, Stuttgart 1998
- Rüter, A./Trentz, O./Wagner, M.: Unfallchirurgie. Urban & Fischer, 2008
- Schnellhammer, S.: Bewegungslehre: Motorisches Lernen aus der Sicht der Physiotherapie. Urban und Fischer, München 2002
- Vahlensieck, W./Reiser, M.: MRT des Bewegungsapparates. Thieme, Stuttgart 2006
- Waldeyer, A./Mayet, A.: Anatomie des Menschen. de Gruyter, New York 2002
- Zimmermann M.: Der chronische Schmerz – Bedeutung, Physiologie und Dokumentation. Zeitschrift für Physiotherapeuten. 1997; 11: 1833
- Zlatkin, M.: MRI of the shoulder. Lippincott Williams and Wilkins, New York 1991

Zeitschriften und sonstige Veröffentlichungen

Akromioklavikular-Gelenk

- Calvo et al.: Clinical and radiologic outcomes of surgical and conservative treatment of type III acromioclavicular joint injury. Journal of shoulder and elbow surgery/American Shoulder and Elbow Surgeons [et al] (2006) vol. 15 (3) pp. 300–5
- Haas et al.: Injuries of the acromio- and sternoclavicular joint – surgical or conservative treatment? Der Orthopäde (1989) vol. 18 (4) pp. 234–45; discussion 246
- Mazzocca et al.: Evaluation and treatment of acromioclavicular joint injuries. The American journal of sports medicine (2007) vol. 35 (2) pp. 316–29

Daumenseitenband

- Keramidas et al.: Adult hand injuries on artificial ski slopes. Annals of plastic surgery (2005) vol. 55 (4) pp. 357–8

Einklemmungssyndrom

- Cools et al.: Internal impingement in the tennis player: rehabilitation guidelines. British journal of sports medicine (2008) vol. 42 (3) pp. 165–71

Erste-Hilfe-Maßnahmen

- Jackson et al.: First aid. JEMS: a journal of emergency medicine services (2008) vol. 33 (5) pp. 22
- Nolan et al.: Airway techniques and ventilation strategies. Current opinion in critical care (2008) vol. 14 (3) pp. 279–86

Gehirnerschütterung

- Apuzzo et al.: The National Football League: cerebral concussion, peer-review, and the oath of Hippocrates: keynote address – NFL concussion summit, Chicago 2007. Neurosurgery (2008) vol. 62 (1) pp. 202–3

- Parker et al.: Recovery of cognitive and dynamic motor function following concussion. British journal of sports medicine (2007) vol. 41 (12) pp. 868–73; discussion 873
- Ropper et al.: Athletic concussion: current understanding as of 2007. Neurosurgery (2007) vol. 61 (6) pp. E1340; author reply E1340

Kniegelenk

- Bambach et al.: [Ski sport. Trend – pattern of injuries – prevention]. Sportverletzung Sportschaden: Organ der Gesellschaft für Orthopädisch-traumatologische Sportmedizin (2008) vol. 22 (1) pp. 25–30
- Bispo et al.: Chronic multiple knee ligament injuries: epidemiological analysis of more than one hundred cases. Clinics (São Paulo, Brazil) (2008) vol. 63 (1) pp. 3–8
- Isusi et al.: MRI findings in iliotibial band friction syndrome: a report of two cases. Radiología (2007) vol. 49 (6) pp. 433–5
- Majewski et al.: Epidemiology of athletic knee injuries: A 10-year study. Knee (2006) vol. 13 (3) pp. 184–8
- Silvers et al.: Prevention of anterior cruciate ligament injury in the female athlete. British journal of sports medicine (2007) vol. 41 Suppl 1 pp. 152–9

Knochenbrüche

- Kaeding et al.: Management and return to play of stress fractures. Clinical journal of sport medicine: official journal of the Canadian Academy of Sport Medicine (2005) vol. 15 (6) pp. 442–7
- Kennedy et al.: An evaluation of the Weber classification of ankle fractures. Injury (1998) vol. 29 (8) pp. 577–80
- Kuzmenko et al.: Injuries of the extension apparatus of the knee joint. Khirurgiia (1989) (8) pp. 16–22
- Lambotte et al.: Bimalleolar fracture in adults. Mechanism, diagnosis, treatment. La Revue du praticien (2000) vol. 50 (18) pp. 2053–7
- Nenopoulos et al.: Outcome of physeal and epiphyseal injuries of the distal tibia with intra-articular involvement. Journal of pediatric orthopedics (2005) vol. 25 (4) pp. 518–22
- Raschke et al.: Fracture of the tibial head. Der Chirurg; Zeitschrift für alle Gebiete der operativen Medizin (2007) vol. 78 (12) pp. 1157–69; quiz 1170–1
- Sherbondy et al.: Stress fractures of the medial malleolus and distal fibula. Clinics in sports medicine (2006) vol. 25 (1) pp. 129–37
- Shinozaki et al.: Olecranon stress fracture in a young tower-diving swimmer. Orthopedics (2006) vol. 29 (8) pp. 693–4
- Soyer et al.: Fractures of the base of the first metacarpal: current treatment options. The Journal of the American Academy of Orthopaedic Surgeons (1999) vol. 7 (6) pp. 403–12

Knorpelschaden

- Detterline et al.: Evaluation and treatment of osteochondritis dissecans lesions of the knee. The journal of knee surgery (2008) vol. 21 (2) pp. 106–15

- Fritz et al.: Articular cartilage defects in the knee – basics, therapies and results. Injury (2008) vol. 39 Suppl 1 pp. S50–7
- Hönle et al.: Osteochondritis dissecans of the head of the talus: a case report. Zentralblatt für Chirurgie (2007) vol. 132 (5) pp. 465–7

Mentales Training

- Maughan et al.: Physiology of sport. British journal of hospital medicine (London, England: 2005) (2007) vol. 68 (7) pp. 376–9
- Rowley et al.: Promoting physical activity: walking programmes for mothers and children. Community practitioner: the journal of the Community Practitioners' & Health Visitors' Association (2007) vol. 80 (3) pp. 28–32

Muskel-Sehnen-Verletzungen

- Kramer et al.: Ultrasonography for the diagnosis of diseases of the tendon and tendon sheath of the biceps brachii muscle. Veterinary surgery: the official journal of the American College of Veterinary Surgeons (2001) vol. 30 (1) pp. 64–71
- Opsha et al.: MRI of the rotator cuff and internal derangement. European journal of radiology (2008)
- Podesek et al.: Rupture of the distal insertion of the biceps brachii tendon – case report. Chirurgia narzadów ruchu i ortopedia polska (1998) vol. 63 (2) pp. 165–8
- Weiss et al.: Do we need MR images for diagnosing tendon ruptures of the distal biceps brachii? The value of ultrasonographic imaging. Ultraschall in der Medizin (Stuttgart, Germany: 1980) (2000) vol. 21 (6) pp. 284–6

Nasenbluten

- Geisthoff et al.: Acute epistaxis. MMW Fortschritte der Medizin (2008) vol. 150 (7) pp. 37

Nervenverletzungen

- Giovanoli et al.: Functional and morphometric evaluation of end-to-side neurorrhaphy for muscle reinnervation. Plast Reconstr Surg (2000) vol. 106 (2) pp. 383–92
- Pakhol'chuk et al.: Reconstructive microsurgery in the treatment of brachial plexus injury. Klinichna khirurhiia/Ministerstvo okhorony zdorov'ia Ukraïny, Naukove tovarystvo khirurhiv Ukraïny (2001) (12) pp. 38–40
- Tung et al.: Nerve transfers to the biceps and brachialis branches to improve elbow flexion strength after brachial plexus injuries. J Neurosurg (2003) vol. 98 (2) pp. 313–8

Sehnenverletzungen

- Daunt et al.: de Quervain disease. AJR American journal of roentgenology (2002) vol. 179 (4) pp. 1074–5; author reply 1075
- Hufner et al.: Long-term results after functional nonoperative treatment of achilles tendon rupture. Foot & ankle international/American Orthopaedic Foot and Ankle Society [and] Swiss Foot and Ankle Society (2006) vol. 27 (3) pp. 167–71

- Järvinen et al.: Achilles tendon disorders: etiology and epidemiology. Foot and ankle clinics (2005) vol. 10 (2) pp. 255–66
- Miller et al.: Conservative management, percutaneous or open repair of acute Achilles tendon rupture: a retrospective study. Scottish medical journal (2005) vol. 50 (4) pp. 160–5

Sprunggelenk

- Haraguchi et al.: Avulsion fracture of the lateral ankle ligament complex in severe inversion injury: incidence and clinical outcome. The American journal of sports medicine (2007) vol. 35 (7) pp. 1144–52
- Jones et al.: Acute treatment of inversion ankle sprains: immobilization versus functional treatment. Clin Orthop Relat Res (2007) vol. 455 pp. 169–72
- Valderrabano et al.: Chronic ankle instability. Der Unfallchirurg (2007) vol. 110 (8) pp. 691–9; quiz 700
- Valderrabano et al.: Direct anatomic repair of the lateral ankle ligaments in chronic lateral ankle instability. Der Unfallchirurg (2007) vol. 110 (8) pp. 701–4

Verrenkungen

- Cusmano et al.: Shoulder instability: diagnostic imaging. Acta bio-medica de L'Ateneo parmense: organo della Società di medicina e scienze naturali di Parma (2000) vol. 71 (6) pp. 227–35
- Koh et al.: Ulnar collateral ligament reconstruction in elite throwing athletes. Arthroscopy: the journal of arthroscopic & related surgery: official publication of the Arthroscopy Association of North America and the International Arthroscopy Association (2006) vol. 22 (11) pp. 1187–91
- Thomsen et al.: A case of an old posterior shoulder luxation. Zeitschrift für Orthopädie und ihre Grenzgebiete (1995) vol. 133 (4) pp. 333–4

Vorbeugung

- Kokkonen et al.: Chronic static stretching improves exercise performance. Medicine and science in sports and exercise (2007) vol. 39 (10) pp. 1825–31
- Mohammadi et al.: Comparison of 3 preventive methods to reduce the recurrence of ankle inversion sprains in male soccer players. The American journal of sports medicine (2007) vol. 35 (6) pp. 922–6
- Rees et al.: Effects of proprioceptive neuromuscular facilitation stretching on stiffness and force-producing characteristics of the ankle in active women. Journal of strength and conditioning research / National Strength & Conditioning Association (2007) vol. 21 (2) pp. 572–7

Zwischenrippenschmerz

- Doi et al.: Intercostal nerve block with 5% tetracaine for chronic pain syndromes. Journal of clinical anesthesia (2002) vol. 14 (1) pp. 39–41

Stichwortverzeichnis

Über die Autoren

Dipl. Sportwiss. Dr. med. Tomas Buchhorn ist seit 2005 Orthopäde im sporthopaedicum Straubing – Regensburg – Berlin – München. Sein Schwerpunkt als Orthopäde ist die Behandlung von Sprunggelenks- und Fußverletzungen sowie -erkrankungen. Sportmedizinisch und sportwissenschaftlich betreut er bekannte Athleten und Mannschaften aus den Bereichen Fußball, Laufen und Golf.

Dr. med. Pejman Ziai ist Facharzt für Unfallchirurgie. Zudem ist er Sportmediziner und spezialisiert auf die Behandlung von Sportverletzungen. Er ist tätig an der Universitätsklinik in Wien im Fachbereich Orthopädie.